U0098324

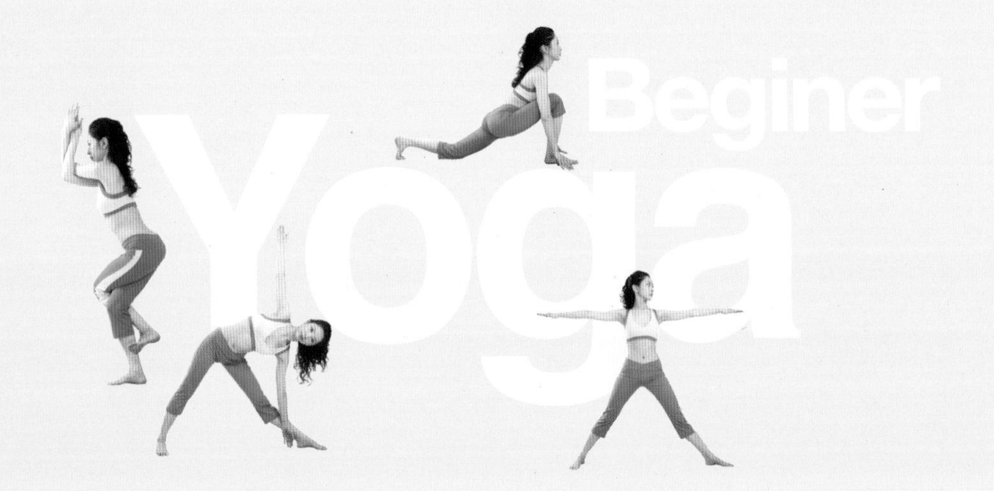
Beginer
Yoga

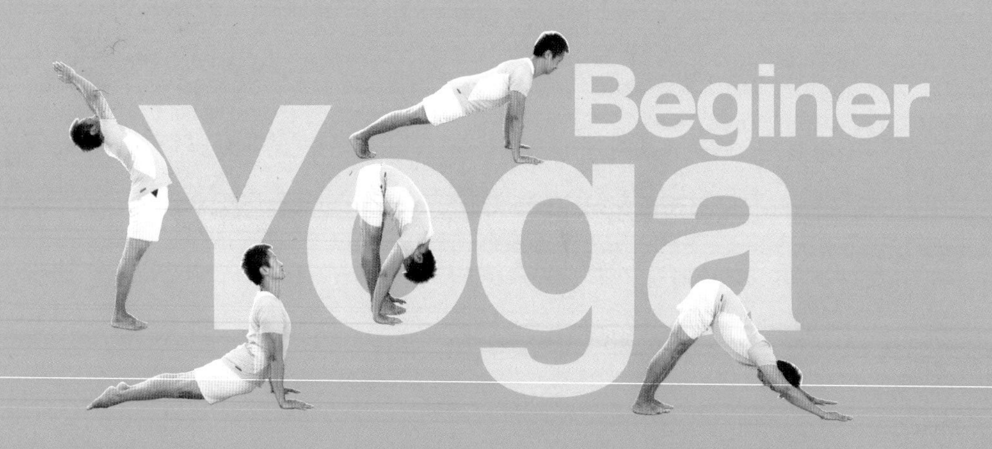
Beginer
Yoga

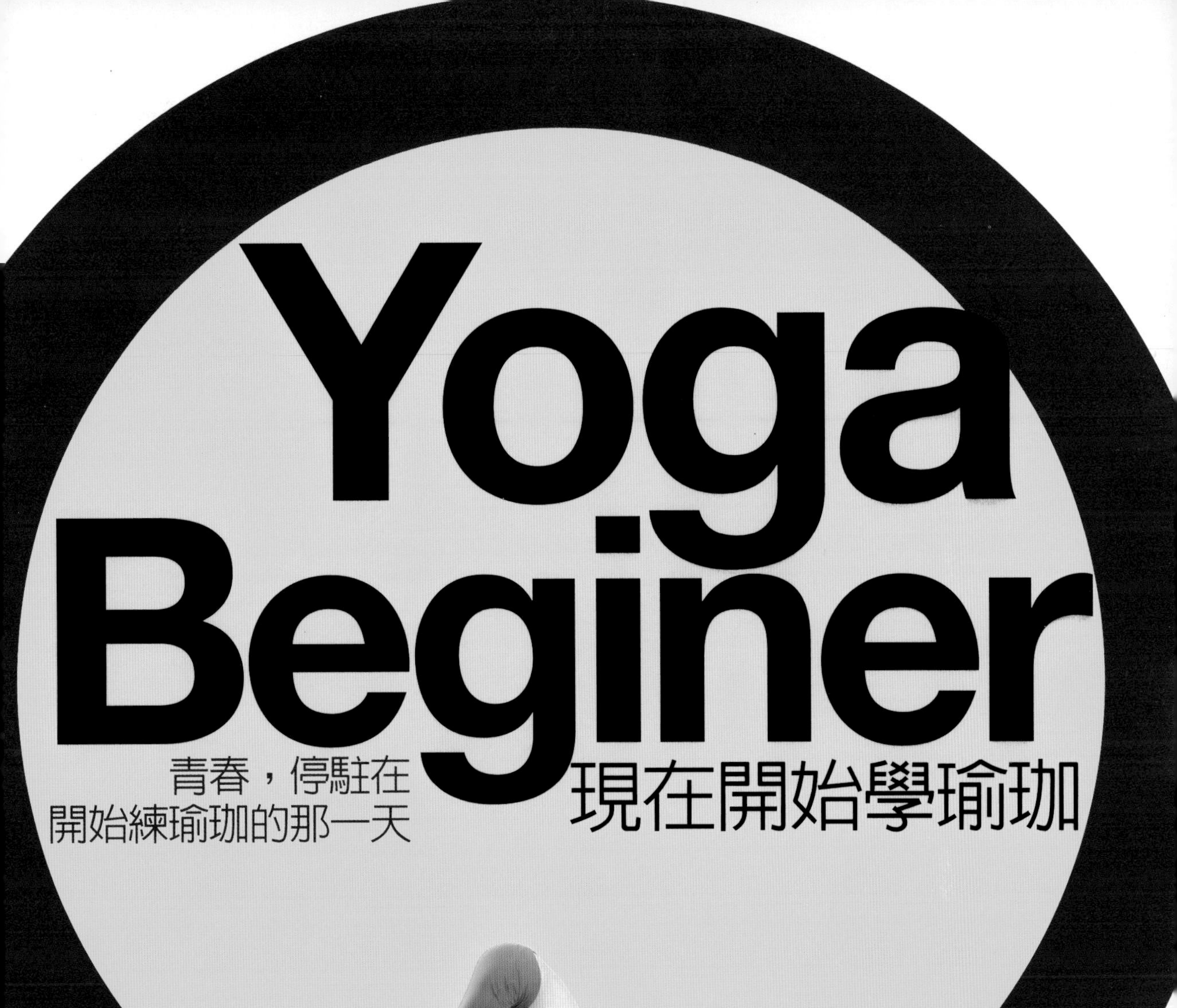

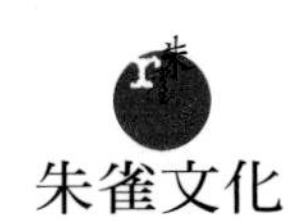

朱雀文化

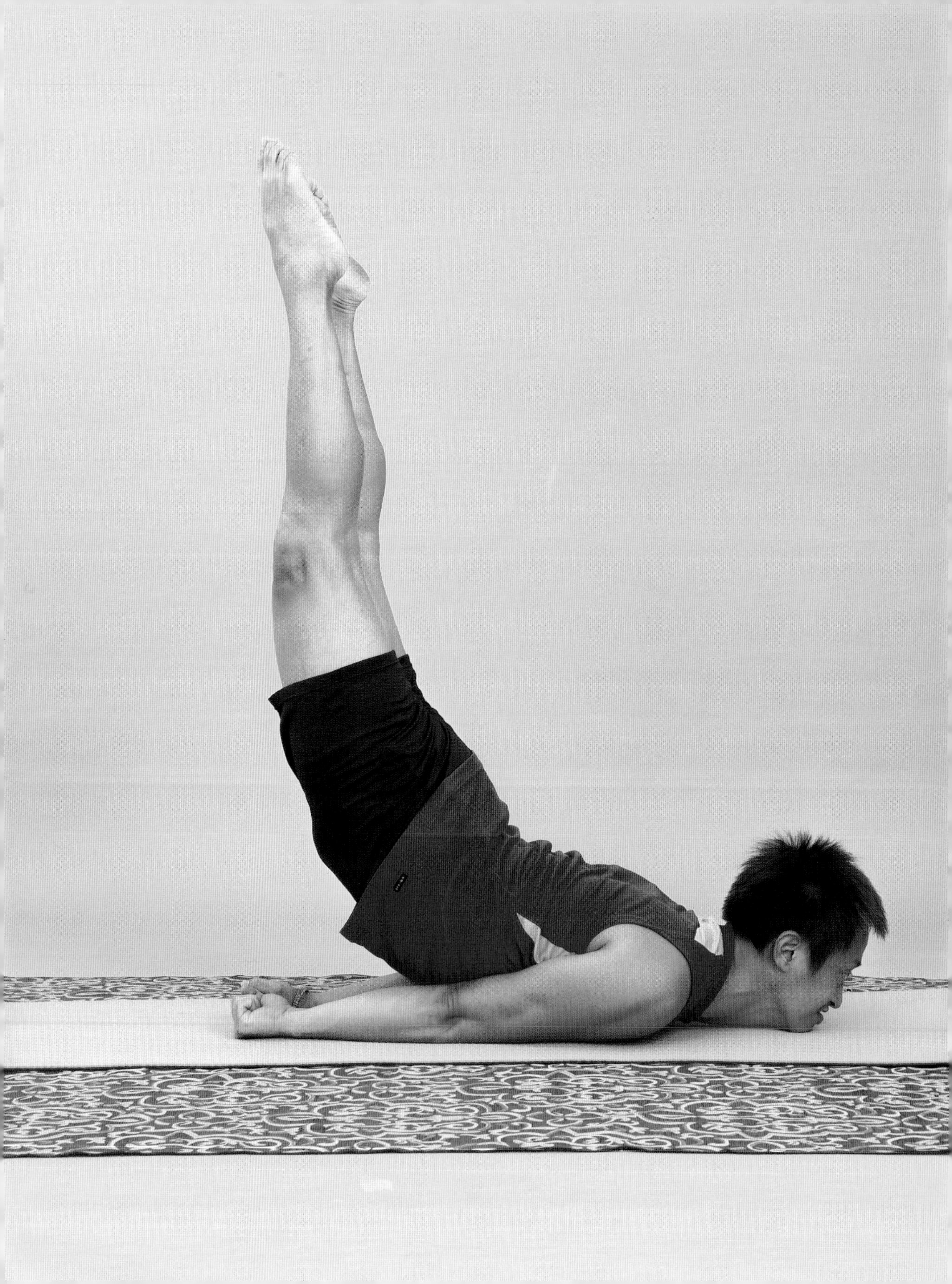

序

練習瑜珈

讓 我 心 情 愉 悅 、 身 體 舒 暢

記得在國立藝術學院時，因爲學校要求而修習了兩年的太極課程，當時因人生經歷與目光的短淺只學習了形式，無法了解到身、心、靈的整合與運用，現在回想起來覺得相當可惜。也好在有這樣的經驗，如今的我，除了肢體外，在心理穩定與壓力的承受上較他人更順當。

大二起加入雲門舞集，十餘年來隨舞團至世界各主要城市巡迴演出（包括巴黎、倫敦、紐約、華盛頓、雪梨、柏林等）；持續的行程培養出堅強的毅力與意志力。

剛接受瑜珈體位法的訓練時，雖然身體因多年的舞者訓練柔軟又有力，但卻不能掌握身體與呼吸的配合；各式動作對我來說輕而易舉，但卻不知體位法的眞正內涵是什麼？學習過程中遇到很多的問題，好在有許多的朋友幫忙與溝通，讓我慢慢了解瑜珈的身體構造與生理解剖學之間的連貫，漸漸感受到瑜珈所謂的身心平衡。藉著體位法的鍛練讓身體循環與呼吸順暢，達到專注心思延展身體的狀態，每一次練習瑜珈都讓我心情愉悅、身體舒暢。

退出舞團後我從事體適能有氧教練的工作，認識並專注於身體肌肉的訓練，一方面也有較多的時間學習瑜珈。兩年前友人介紹在中華民國喜悅之路靜坐協會學習靈修（靜坐冥想），深深的認知身心之外還有靈性的層次。也讓自己更了解瑜珈體位法是瑜珈修行的開始，也是終身練習的。

藉著這本書我想告訴讀者的是：在練習體位法時，不要一味想做得跟老師或照片一樣，而是要感受到自己身心的舒暢？有點挑戰，但不會不愉悅，在循序漸進的練習中，慢慢的建立自信心與喜悅的心，如此才是身心平衡。

湯永緒 Blackie

現在開始學瑜珈

青 春 ， 停 駐 在 開 始 學 瑜 珈 的 那 一 天

Contents

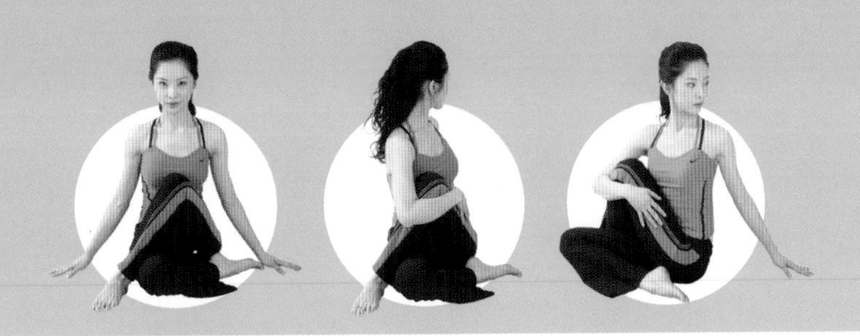

現在開始學瑜珈

青春，停駐在開始學瑜珈的那一天

oga

1

開始練瑜珈
要注意的事情

關於瑜珈

大約在西元前5,000至5,100年間，有一位聖者希瓦（Shiva）誕生於印度，他精通密宗和瑜珈的修行，把Tantra（原始密宗）和瑜珈整理出一套完整的身、心、靈鍛練法。

當時古印度的修行者在大自然中生活，透過觀察萬物，運用到人體上治療各種疾病，而演變出身體調養法則，這個法則經過漫長的演變，發展成瑜珈生活哲學的完整體系。因此瑜珈不單純只是一個運動，或是體位練習法，而是廣泛到飲食習慣、與人相處、生活態度等，都是在瑜珈的修行範圍之內。

瑜珈帶來的健康與愉悅

瑜珈體位法給予頭腦、肌肉、內臟、神經、腺體適度的刺激，幫助健康的人保養身心，更幫助身體異常者回歸正常。瑜珈體位法並不是單純的拉拉筋、活動筋骨而已，而是在每一個體位停留的時刻配合著呼吸，集中意識，確切的感受身體內、外的協調。

在瑜珈的健康養生觀念中，一個人真正的健康在於身心靈三個層面完全的平衡。瑜珈的健康養生是一種生命的智慧，從日常生活的飲食、身體活動、五大元素（地、水、火、氣、空）的調整，到心靈的提昇與轉變，最後進行靈性的追求。

瑜珈體位法

瑜珈修行者在喜馬拉雅山的森林中冥想、靜坐時，偶爾觀察野生動物，並且分享牠們美妙的姿勢。他們察覺大自然教導動物保有健康、靈敏、警覺的技巧，同時讓各種動物擁有天生的治療力、掌控放鬆自己、睡眠或保持清醒的方法。這些古早時候的瑜珈修行者根據動物的姿勢並且親身做實驗，發現對身體有很大的益處，然後創造了一系列身體鍛練的系統，我們稱之為Asana，亦即瑜珈體位法。

Asana意思是「在舒適的動作上維持一段時間」，所以在練習瑜珈時應該在緩慢的動作中，讓身體保持放鬆並保持深沉的呼吸，使血

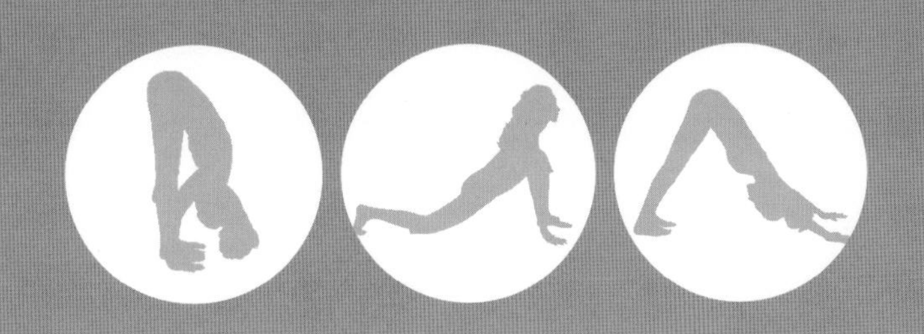

液很自然的攜帶大量氧氣並且吸收。瑜珈體位法影響遍及身體各個層面，活絡肌肉和神經系統、強壯僵硬的韌帶與肌腱，使關節靈敏並且按摩內部組織。

練習瑜珈時該注意的事項

1. 練習前兩小時不要進食，若是覺得餓可以吃一些好消化的食物（如一點水果、牛奶、豆漿等）。
2. 練習前要排尿，不要讓膀胱覺得脹。
3. 練習前要確實調息與暖身：因為瑜珈體位法需要身心投入，並不是動作上的完美，而是專心感受身心靈的均衡發展。練完瑜珈動作後必需要做大休息，讓上課後使受刺激的器官獲得充份休息。
4. 因為有雙手撐地的動作，可用瑜珈墊或止滑毯預防滑倒。
5. 練習體位法中若有流汗，請輕輕的將汗水擦拭。
6. 練習體位法中，若覺得口渴，含一口水慢慢的吞下，不要向灌水一樣的喝水，因水的溫度較體溫低，且易嗆到。
7. 要保持愉悅的心情、順暢的呼吸。不要勉強自己做艱難的動作，練習瑜珈時不要跟別人比要跟自己比。
8. 練習完後約一小時候再進食。
9. 等身體循環與溫度恢復正常後再沐浴。
10. 自己練習時請選擇安靜的地方，可以準備舒服的輕音樂，要專心不可邊看電視邊做瑜珈體位法，因為瑜珈體位法不單是身體上的鍛練，同時也幫助你認識內在的自己。

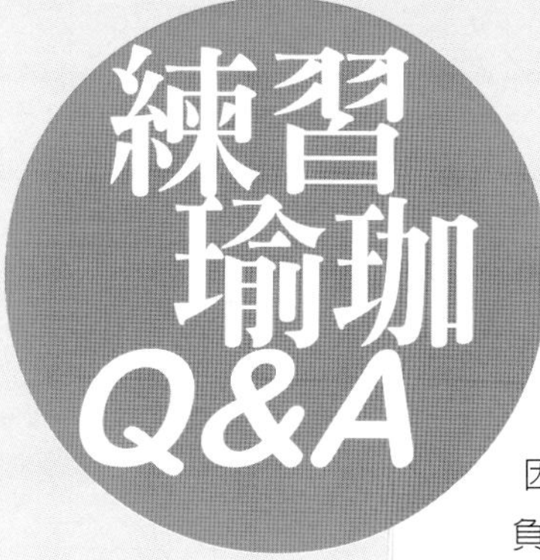

Q.一星期要練幾次瑜珈比較適當？一次要練習多久？

因每個人身體狀況不同，一般建議3至5次的效果最好，但若身體無法負荷，也不要勉強，但最少練習2次才有其功效。每次練習的時間，建議最少30分鐘，最多不宜超過2個鐘頭。

Q.適合練習瑜珈的時間？

早上中午晚上都可，找一個適合自己的時間，但建議時間確定下來後就不要改變，讓身體適應固定的瑜珈時間。

Q.生理期時可以練習瑜珈嗎？

量多時建議不要上熱瑜珈，且生理期間不宜練習倒立動作，會讓身體經血倒流。

Q.懷孕期時可以練習瑜珈嗎？

若是在懷孕前就有練習瑜珈體位法習慣的孕婦，只要醫生許可是可以繼續練習的，若沒有運動習慣的孕婦，需詳細檢查並經得醫師許可才能練習。但不宜做腹腔壓力過大的式子，懷孕第三期（最後三個月）因為肚子較大，躺著、趴著與壓腹的式子不要練習（弓式、鋤式等）；且因為身體的重心改變、關節與肌肉較軟，支撐與過度用力的式子（棒式、單腳平衡 等）也不要作。

孕婦若要練習瑜珈體位法，最好找有專為孕婦開的課，以及有專業背景的老師。

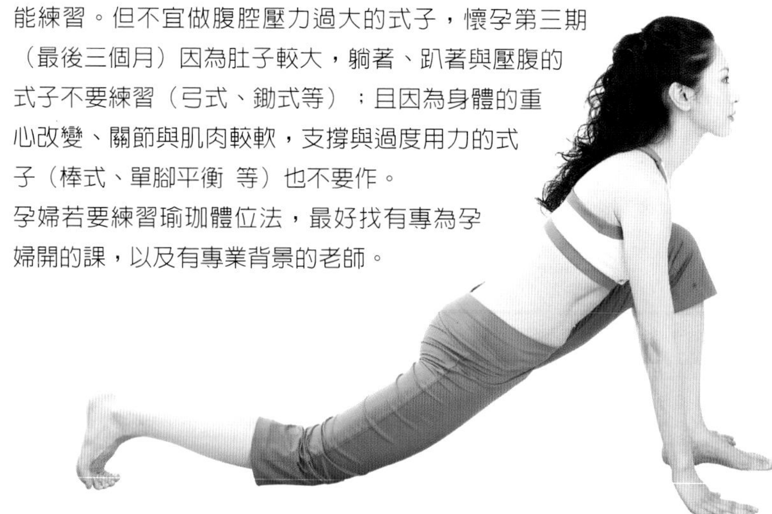

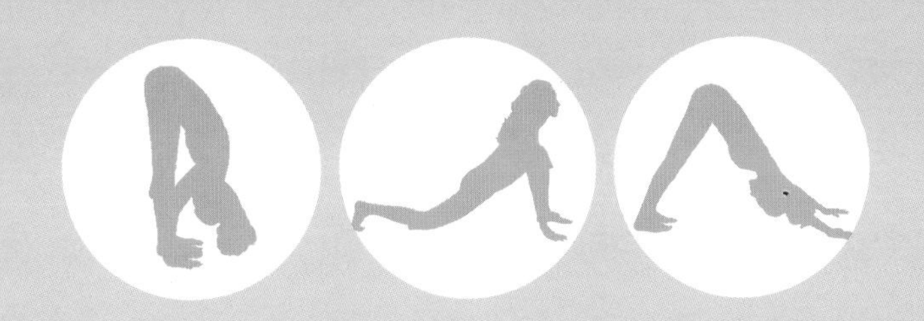

Q.瑜珈會有運動傷害嗎？

任何運動練習不當都會有運動傷害，瑜珈當然也不例外，練習前一定要做暖身運動，且練習當中不要操之過急，就不會有運動傷害，如能配合呼吸，還會增加你身體的柔軟度。

Q.練習瑜珈時要選擇怎樣的衣服？

主要是要能活動的衣服，並且能夠看到線條最好。體位法的練習中會流汗，所以要注意衣服的材質，以能吸汗與排汗最好。坊間有很多的服裝可買，除了上述的要求外，最重要的是自己穿的舒服，如此練習時會帶著愉悅的心情，專心的感受體位法帶給身心的功效。

Q.可以自己看書練瑜珈嗎？

已經嫻熟瑜珈體位法的人，是可以看書自己練習的。若沒有瑜珈體位法上課經驗的學員最好先到瑜珈教室上課學習。但還是建議最好到環境跟氣氛都適合的瑜珈教室上課，書則可以在家閒暇時跟著書本練習。

現在開始學瑜珈

青 春 ， 停 駐 在 開 始 學 瑜 珈 的 那 一 天

yoga

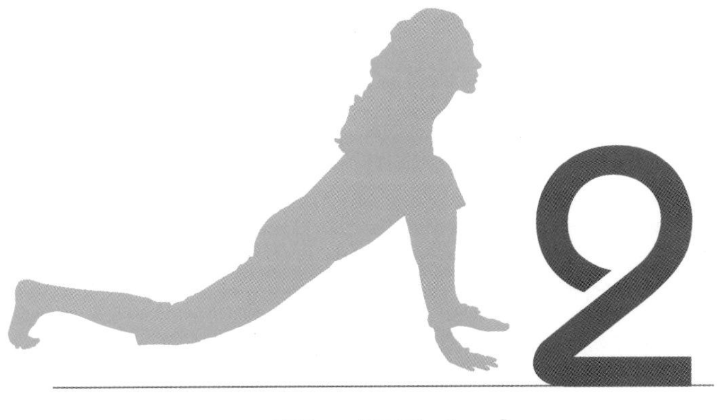

2 呼吸法及暖身動作

呼吸 *Pranayama*

人一出生就會呼吸，可以不吃、不喝、不睡，但是不能不呼吸。而呼吸的習慣與模式影響到我們的生命能量，也就是說適切的呼吸提升身體的活力，也提昇我們的心智與心緒。

一般人都以為呼吸時下腹部要鼓動，其實肺臟是在人體的胸腔裡面，而肺本身不是肌肉組織，像氣泡一樣，靠著胸腔的體積變化而活動。腹部一定會有動作，但是我們要專注在呼吸的質感上，讓氣吸到身體裡面，不要刻意的吸很大口，吐氣時確實的將氣吐出來，並藉著吐氣延展身體、放鬆肩膀。

呼吸在瑜珈體位法的練習中是極為重要的基本要素，也因為身體在不同的姿勢下停留呼吸，強化呼吸系統，促進呼吸對身體與心理的效能，平衡循環與代謝、穩定心緒、開展心胸、提升生命能。所以練習體位法前要調整呼吸與專心，練習中要順暢呼吸感受身體的變化，練習完用呼吸平衡身心靈。

瑜珈呼吸的練習有很多種，練習體位法最常用的是Ujjayi的呼吸法，又稱為榮耀的呼吸法，是鼻吸鼻吐的呼吸方式，自然順暢的呼吸，不刻意在呼吸的量與速度，專注呼吸的質感與順暢，將氣吸到身體的深處，並確實的將氣吐光，達到體內能量的循環。

練習呼吸時適合的坐姿

1 單盤坐姿 Half Lotus

2 蓮花坐姿 Padmasana

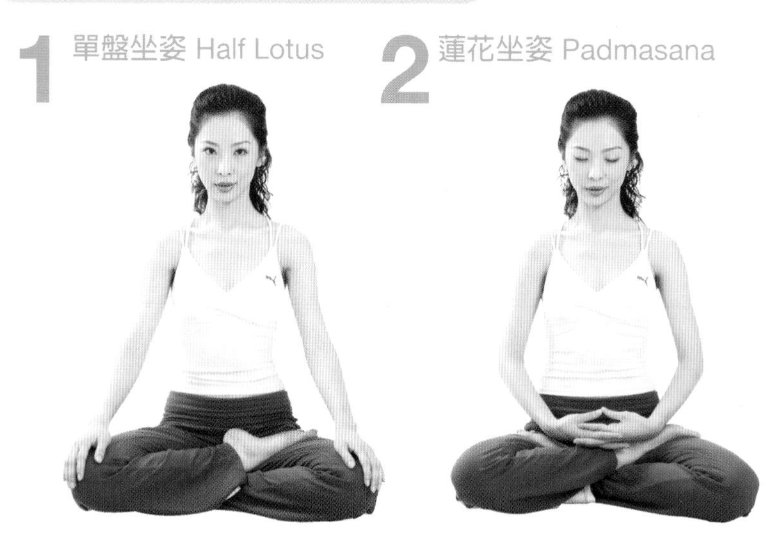

3 金剛坐姿 Vajrasana

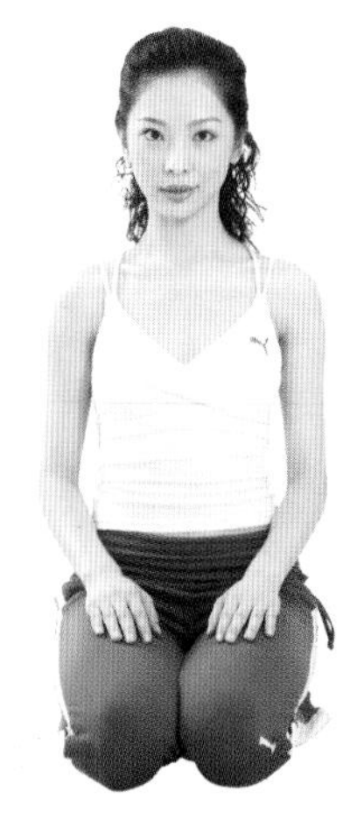

4 大休息 Shavasana

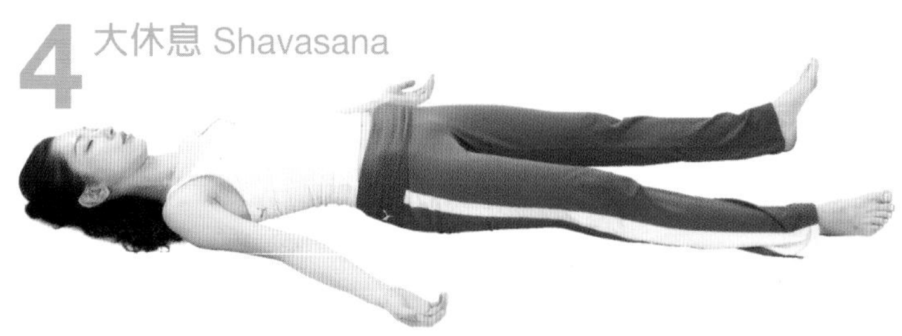

坐姿的部分需挺直脊椎放鬆肩頸，感覺是頂天立地的坐好，專注氣息的穩定與順暢。而躺姿的部分需放鬆全身，輕細順暢的呼吸。

適切的呼吸可帶給我們健康的身心，並可加強專注力與敏銳的觀察力，提昇生活品質。

山形 *Tadasana*

山形是站姿的基本動作，可有效的穩定身心，將意識集中紓解身體的壓力，為下一個站姿作準備。也是站姿動作的起始、銜接與結束動作。

功能：

（1）強化身體延展與穩定，對脊椎的排列有修正的功效。

（2）調整髖關節、膝關節、踝關節的排列。

（3）增加身體的穩定性，使人產生內在的能量。

（4）意識集中，提升注意力與毅力。

1. 雙腳腳跟與大拇趾輕觸在一起，併攏雙腿站好。
2. 大腿向內集中，伸直雙腿，不要將膝蓋鎖死後頂。要將雙腿的大腿肌肉往上提起。
3. 收腹、提臀，胸口放鬆不緊繃，肩膀放鬆，雙手放在身體兩側，輕鬆向下垂放。
4. 拉長整個脊椎，感覺身體充滿能量。放鬆下巴與地面平行，雙眼直視前方。
5. 腳掌踩穩，十根腳趾頭放在地上，尤其是大拇趾、小趾與腳跟要放穩在地上。
6. 雙腳往下踩，頭頂往上拉，將身體延展開來。
7. 呼吸順暢，輕、細、自然而不刻意，不要想吸很大口，或速度很慢，要穩定順暢。

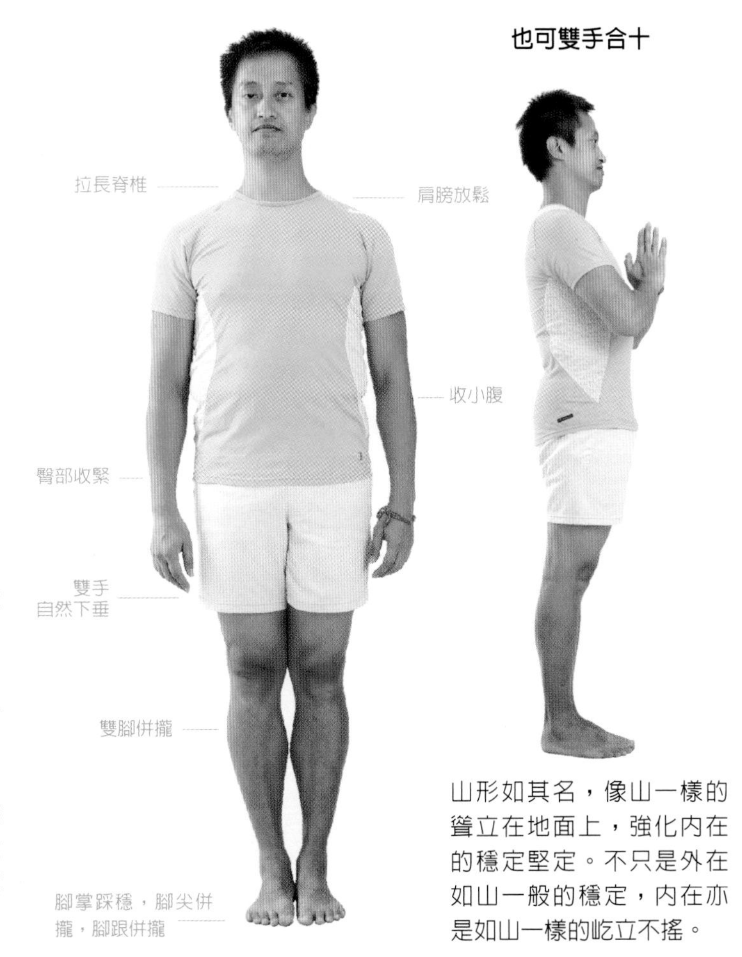

山形如其名，像山一樣的聳立在地面上，強化內在的穩定堅定。不只是外在如山一般的穩定，內在亦是如山一樣的屹立不搖。

暖身

Warming Up

練習體位法之前，先要準備好身心的部份：心緒要保持平穩與專注，身體也要溫暖才可以活動。心緒方面可用調息來鋪成，亦可活動身體時配合呼吸達到身心合一，為體位法的練習做最好的準備，達到鍛練身心的效果，並預防傷害。練習瑜珈體位法當下與之後，應該會有舒暢與愉悅的身心。

1

從山形開始，雙腳腳跟與大拇趾輕觸在一起，併攏雙腿站好。雙手臂向下垂放，大腿向內集中，伸直雙腿，不要將膝蓋鎖死向後頂。要將雙腿的大腿肌肉往上提起，頭、肩、頸放鬆。雙眼凝視前方（或輕閉雙眼），身體穩定，做順暢的呼吸，一邊呼吸，一邊審視自己的身體，去感覺逐步的放鬆身體、調整身體

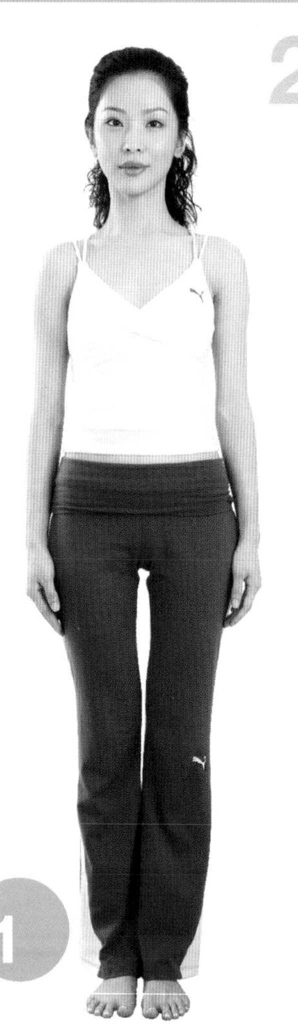

1

2

開始活動頸部，並將順暢的呼吸與動作相互配合。吸氣預備，吐氣將頭低下，身體維持正直，感覺頭很重往前放下伸展頸後（圖2）。吸氣仰頭，放鬆胸口收緊腹部，並將雙肩往下放鬆，感覺脖子的前方伸展，不要覺得頸後有擠壓的力量（圖3）。用順暢和緩的呼吸來帶動頸部前彎與後仰的動作，3~5回後可在每個姿勢停留6個呼吸，讓身體適應不同的姿勢，並保持順暢的呼吸。

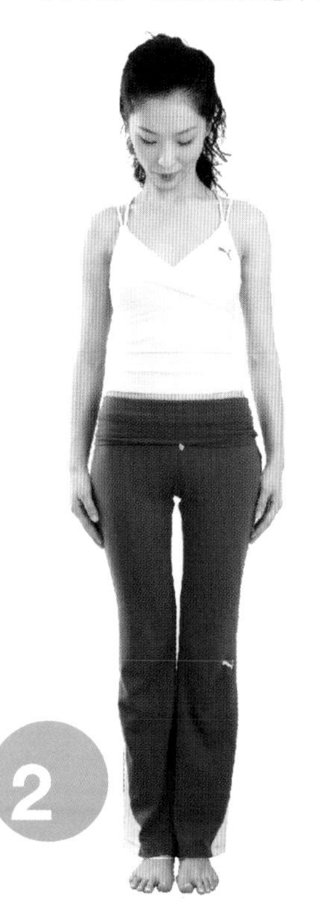

2

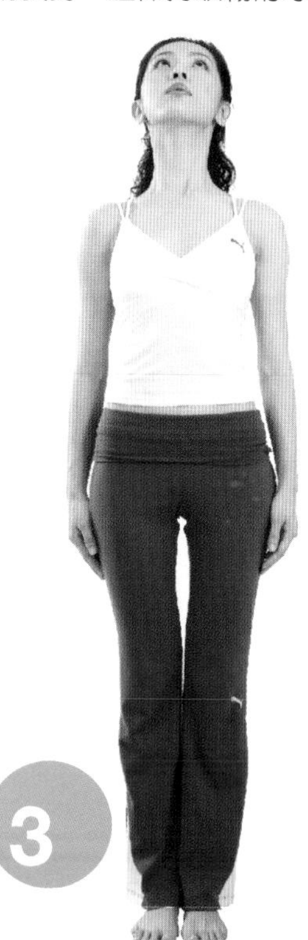

3

3

吸氣回到山形（圖4）預備，吐氣將頭倒向右邊（圖5），身體維持正直，不要去壓迫側頸。吸氣回到中間（圖6），吐氣頭倒向另一邊（圖7）。3回後可在每個姿勢停留6個呼吸。

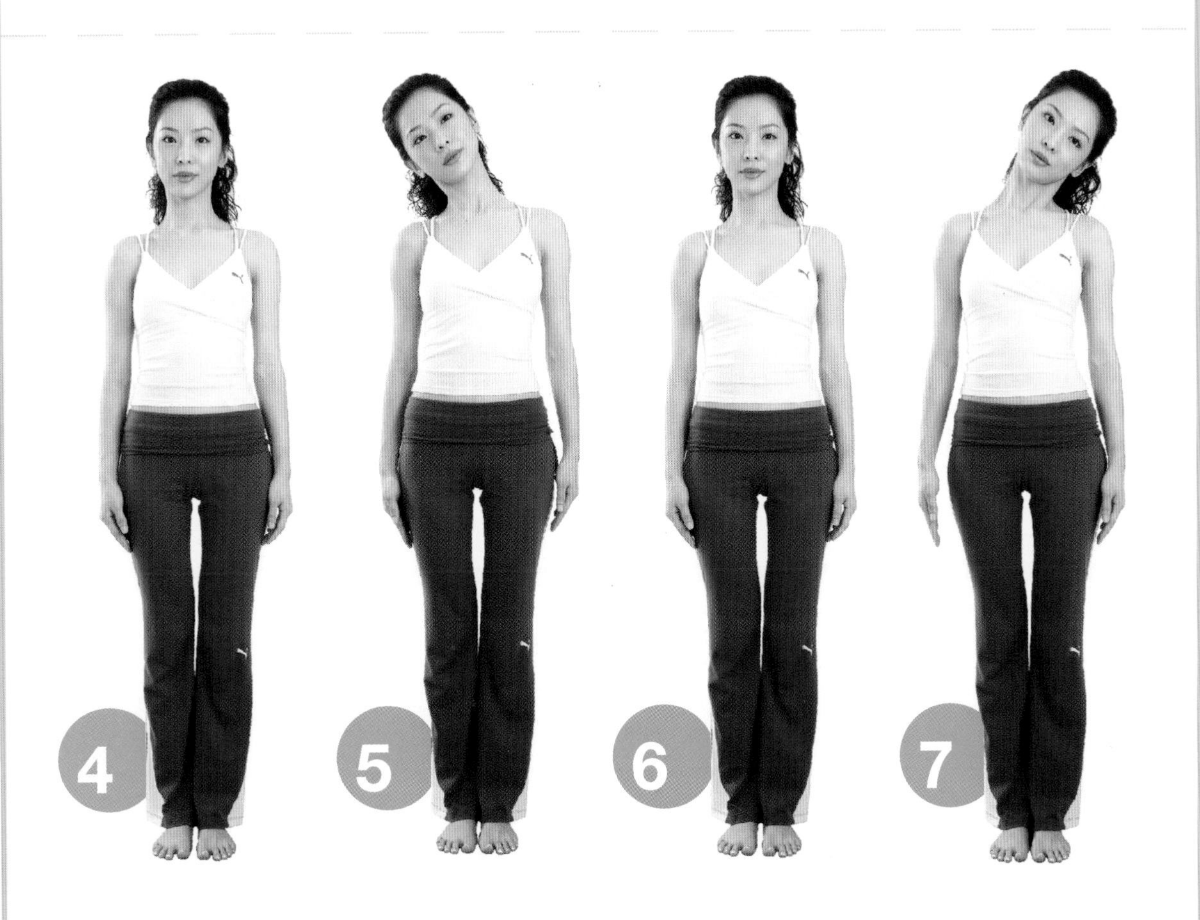

暖身

4

接著是肩膀與上臂的活動。吸氣聳肩（圖8），吐氣放回肩膀（圖9）。不要因肩膀的動作使身體變形，收腹、提臀，胸口放鬆不緊繃，整個脊椎。左右練習個3回。

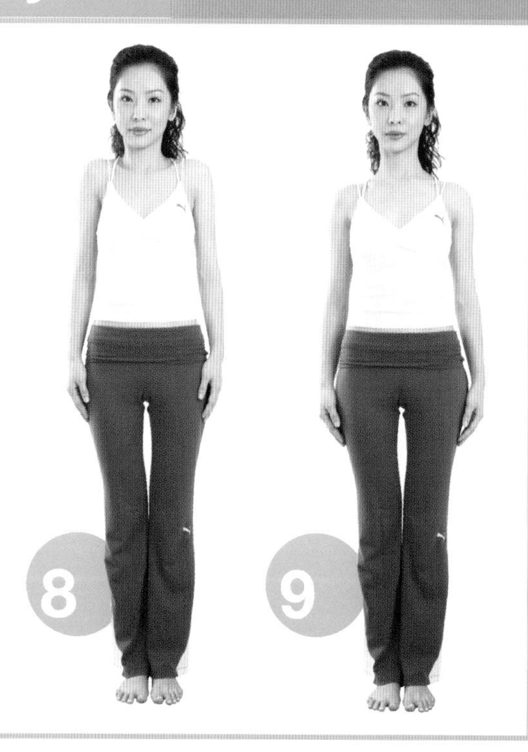

5

雙手在身後握緊，伸直手臂擴胸（圖10）。收腹、提氣，肩頸放鬆延展整個身體，呼吸停留約30~60秒，放掉雙手臂，調整呼吸後再做擴胸3回。

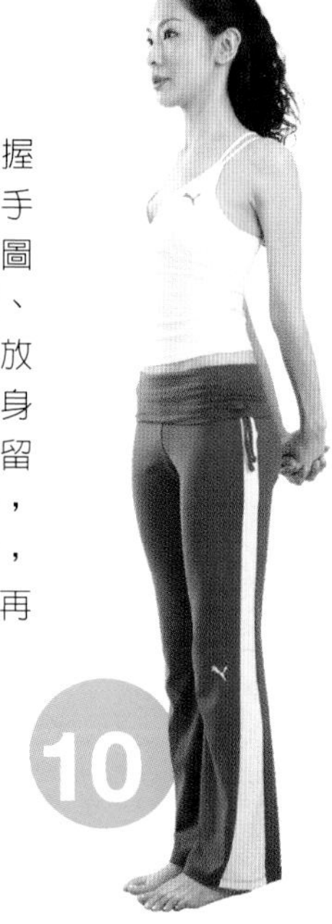

6

保持擴胸山形吸氣預備，吐氣從髖關節直背前彎（圖11），身體重心平均的分攤在雙腳上，不要壓在腳後跟，若是覺得不習慣可微微彎屈膝蓋，頭頂朝著地板。吸氣挺直背回到山形（圖12）。吐氣後仰（圖13），雙腳站穩伸直雙腿，收腹提臀，放鬆肩頸，要打開身體的前方，不要覺得腰部有擠壓不舒服，好像打開心胸向上飄起，雙手臂伸直，雙手握好像地板延伸。前後3回後，可在前彎與後仰的姿勢的姿式各停留停6個呼吸，再回到中間放開雙手稍作調息與休息。

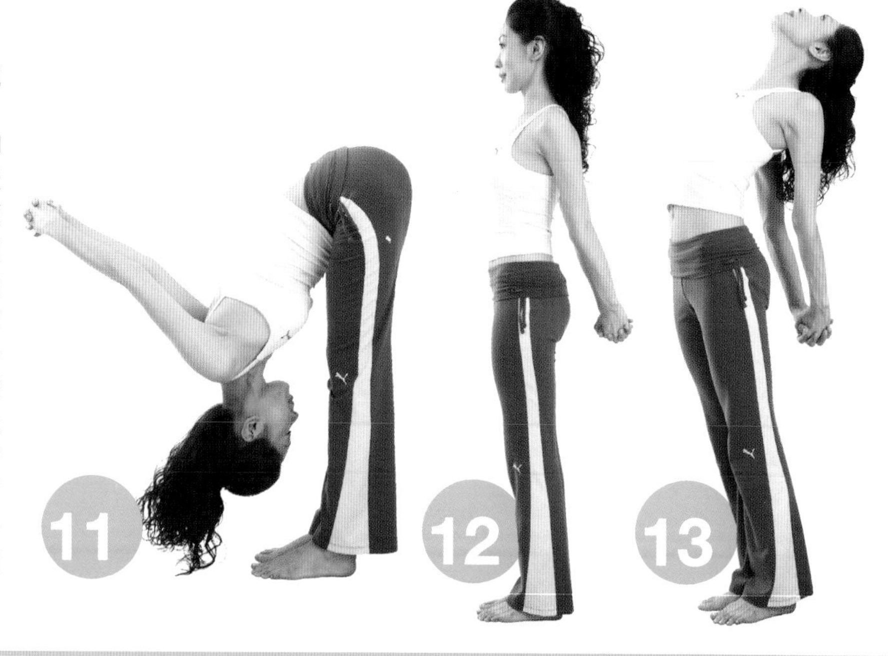

7

接著是側彎的動作，從山形雙手臂垂放兩側預備（圖14）。吸氣舉起左手臂向上，吐氣向右側彎（圖15），雙腳站穩延伸雙腿與身體，好像背順著牆壁拉長的側彎，不要往下壓，感覺像噴泉的水柱向外成一拋物線的延展開來，停留6個呼吸。吸氣回正，吐氣將左手臂放下回到山形（圖16），換邊開始（圖17），停留6個呼吸，吸氣回到中間吐氣到山形（圖18）。左右共3回，調息後就可練習體位法。

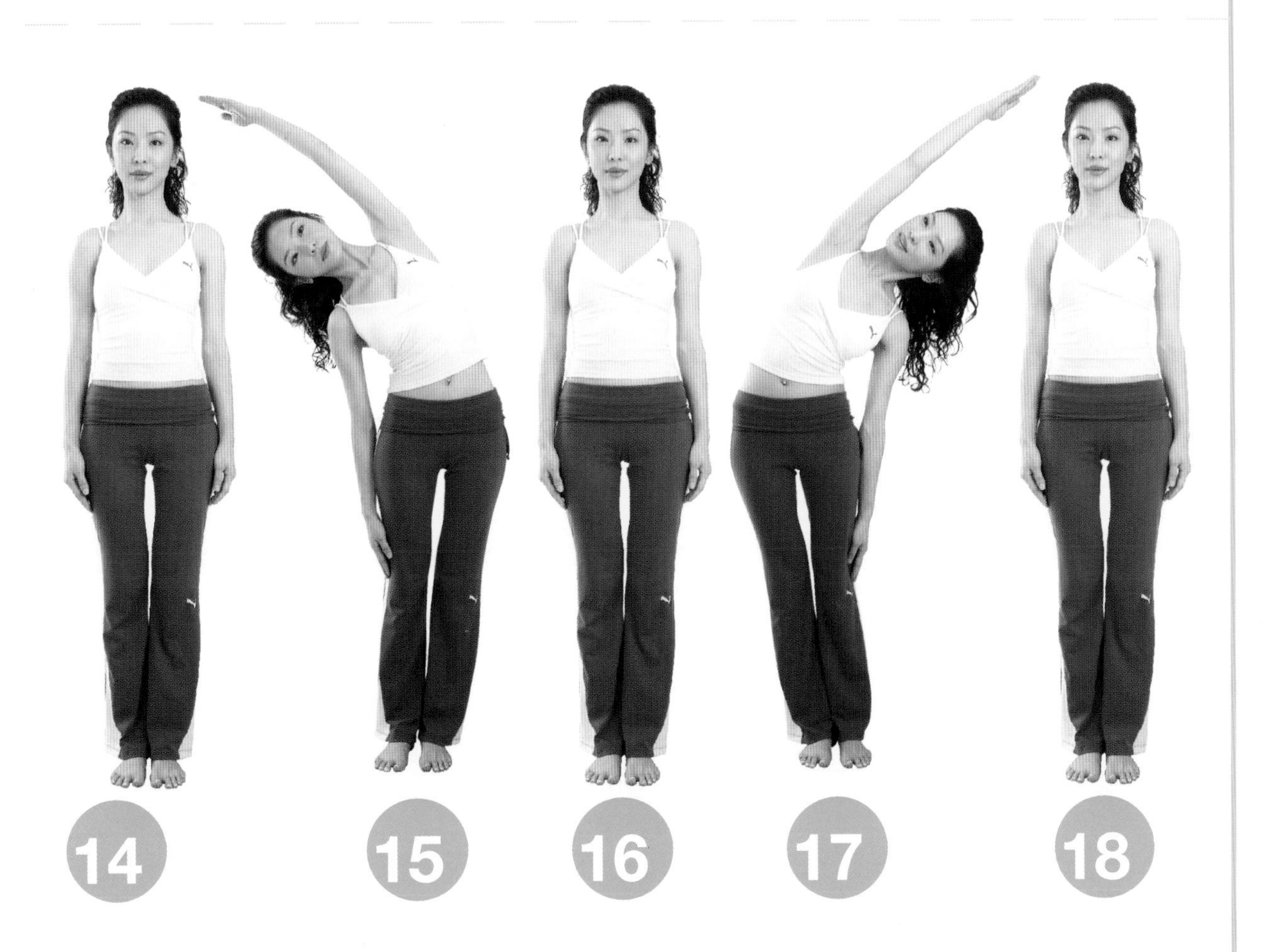

yoga

3 一定要學會的基礎體位法

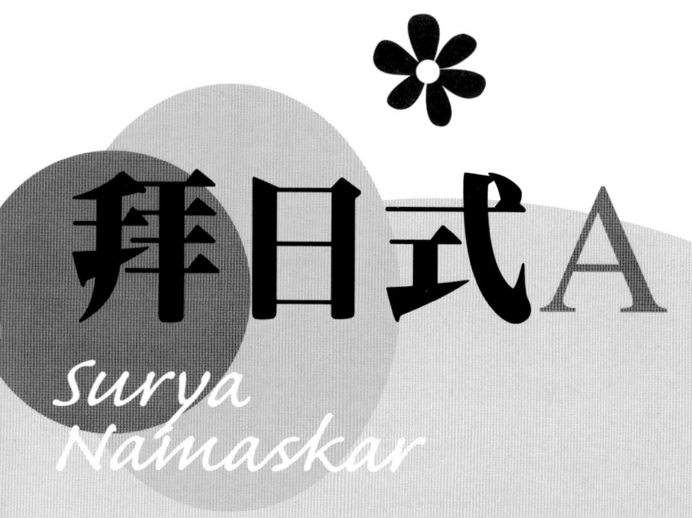

拜日式A

Surya Namaskar

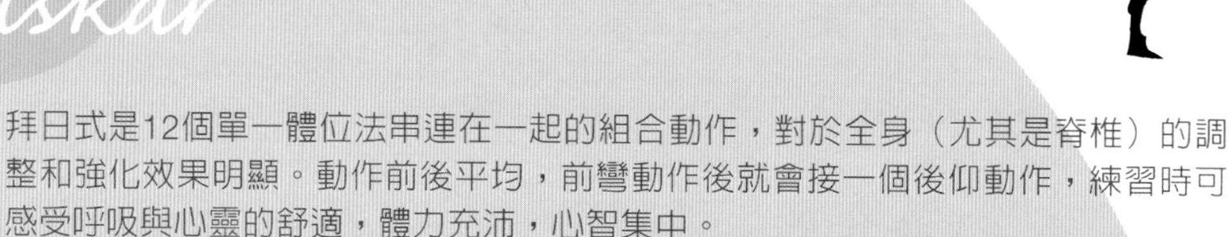

拜日式是12個單一體位法串連在一起的組合動作，對於全身（尤其是脊椎）的調整和強化效果明顯。動作前後平均，前彎動作後就會接一個後仰動作，練習時可感受呼吸與心靈的舒適，體力充沛，心智集中。
拜日式是適合一般大衆的體位法，這裡介紹兩種強度不同的拜日式，可選擇強度較輕的拜日式A開始，在身心都準備好後則可嘗試力度較強的拜日式B。

功能：

（1）拜日式是最好的身體強化動作，也是最好的暖身動作之一。
（2）平均的活動身體前後，調整脊柱的歪斜。
（3）強化心肺功能，促進身體各部的血液循環。
（4）使身體充滿活力，確切的喚醒身心。

拜日式A步驟圖：

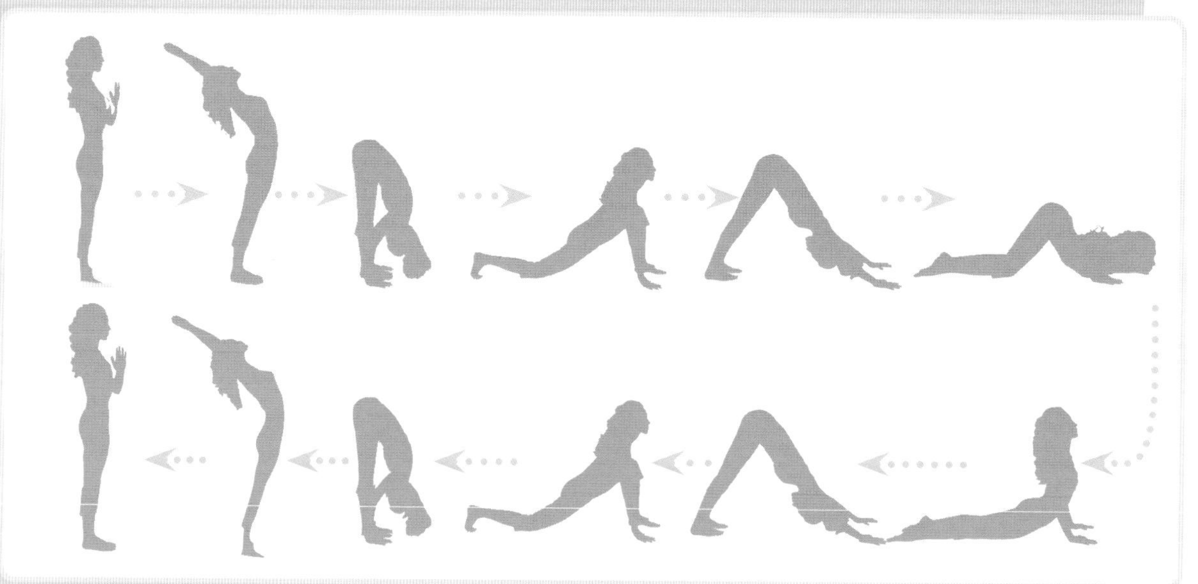

肩膀放鬆
雙手合十
收小腹
臀部收緊
雙腳併攏
雙手合十
手臂貼近耳朵
打開胸腔
肚子內收
臀部緊收
雙腿伸直
POINT：
意識集中在脊椎，後彎要小心，不需用力，不要折腰；是由臀部上提的力量往前推而後彎，而不是用腰背的力量。

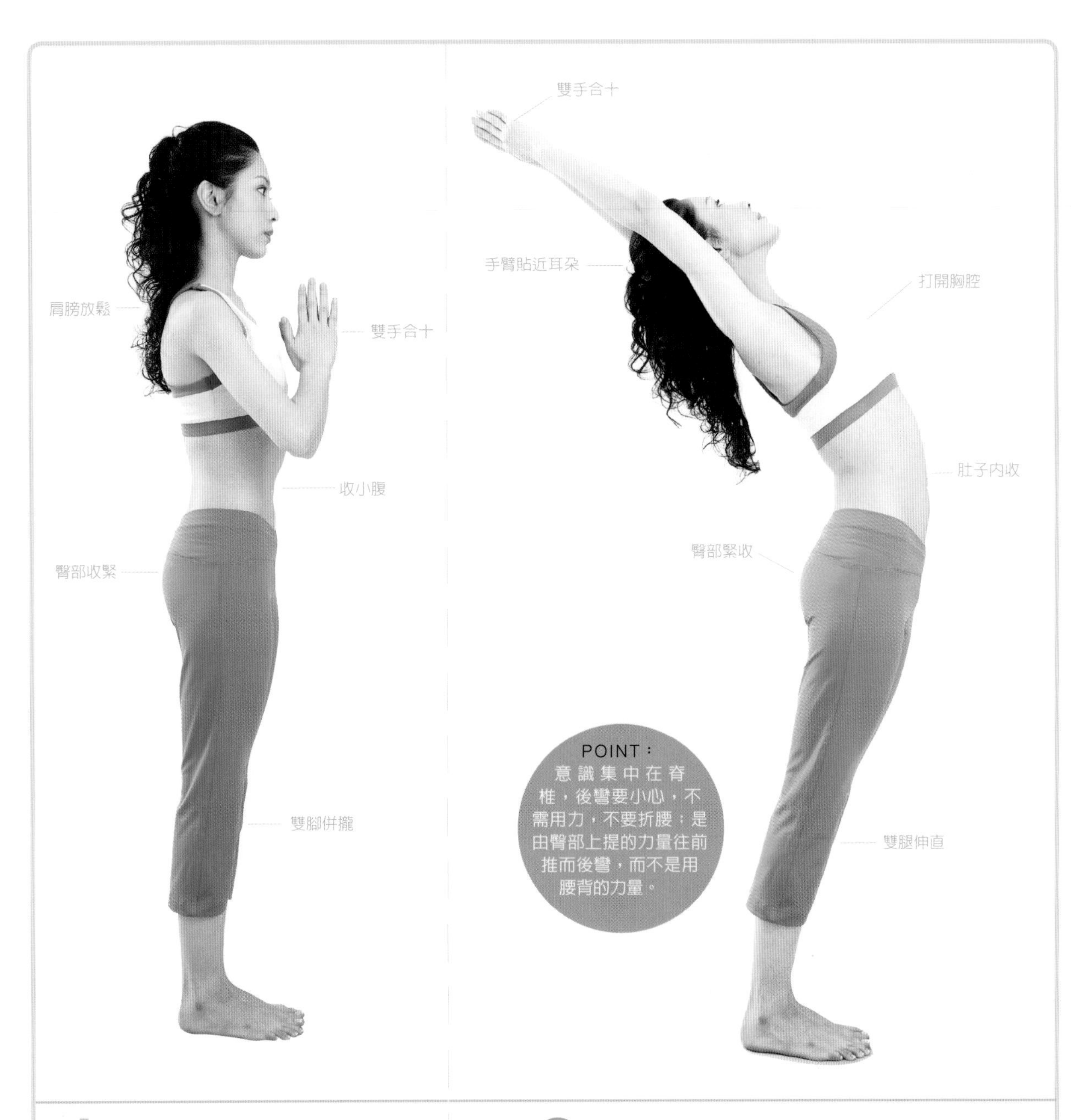

1 山形（詳細動作見P.15）站好，吸氣，雙手從兩旁提起高舉過頭，在頭上合十；吐氣，雙手合十到胸前。

2 吸氣，雙手向上推出高舉過頭。頭與身體同時慢慢後仰，雙眼看著合十的雙手，手臂貼近耳朵，雙腿伸直，臀部收緊不要翹起來。開展身體的前方。

拜日式A

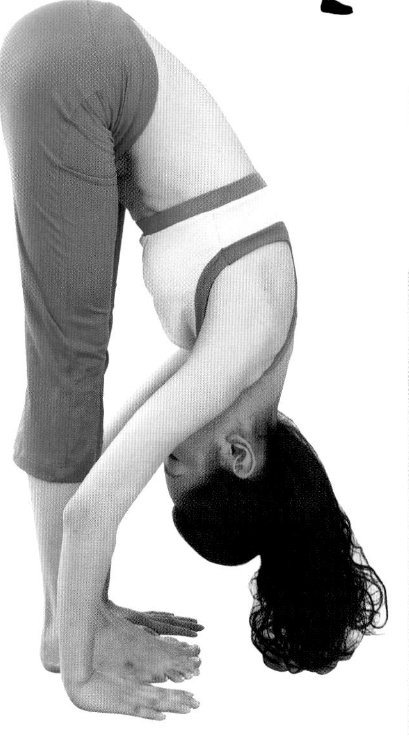

POINT：
前彎時要由髖關節向前彎下，而不是腹部；前彎時需頭、頸、脊椎都保持一直線。柔軟度好的人，需將雙膝打直，雙手手掌貼地，盡量彎至腹部、胸部貼住大腿，額頭貼近小腿。

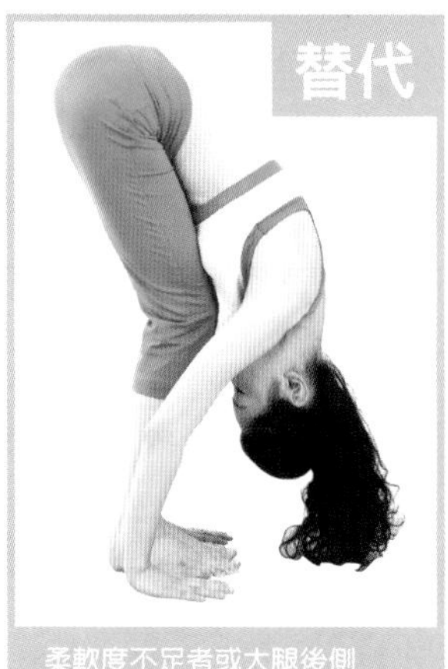

柔軟度不足者或大腿後側較緊者，可略彎曲雙膝

3 吐氣，前彎，保持直背往前彎。雙手隨著前彎往前往下，緩緩放置於雙腳旁，頭、頸和肩放鬆，將重心平均放置在雙腳上（感覺踩在前腳掌，十隻腳趾頭踩穩在地上），上半身像倒掛在牆上般向下垂吊。柔軟度不足者或大腿後側較緊者，可略彎曲雙膝，但身體重心仍須平均分攤於雙腳。

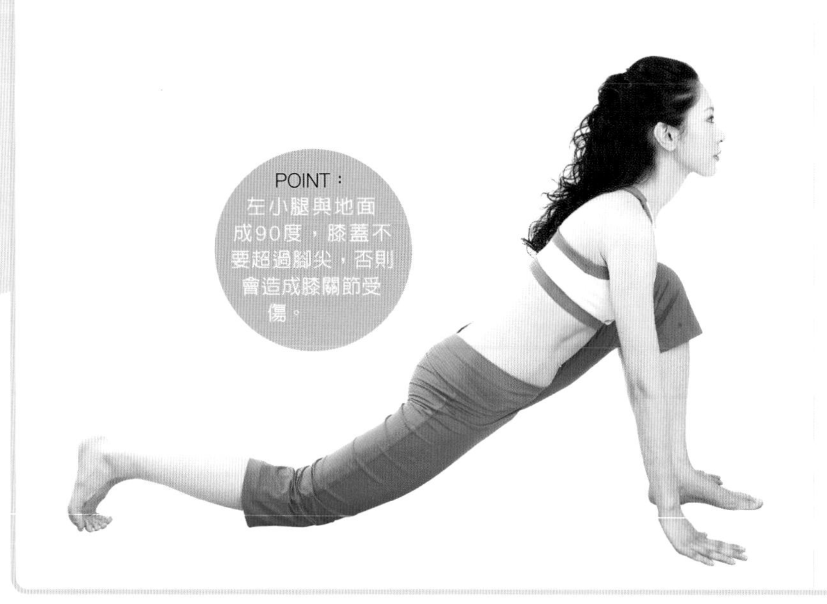

POINT：
左小腿與地面成90度，膝蓋不要超過腳尖，否則會造成膝關節受傷。

4 吸氣，右腳後踩一大步，右膝著地、右腳尖觸地。左小腿與地面成90度，雙手下垂放於左腳兩旁地上。右臀盡量向下向前壓，腹部平坦緊收不可鬆垮往前凸出，將背脊拉長延展不聳肩，雙眼直視前方。這是大腿與骨盤前側的伸展。

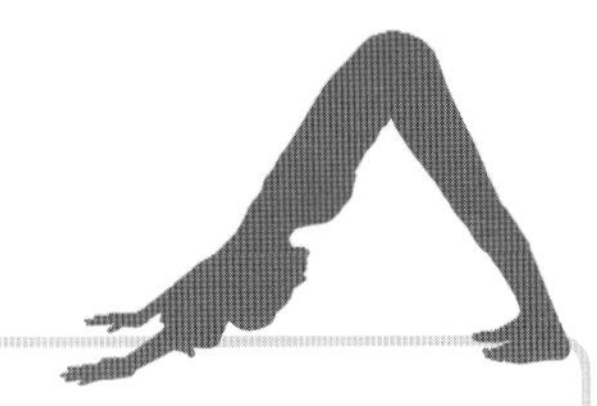

5 止息，到下犬式（詳細動作見P.74）：雙手位置不移動，將左腳後踩與右腳齊；臀部抬高、坐骨盡量往上延伸、腳跟往下延展，手掌腳掌平貼於地面，頭部在兩臂之間，胸部放鬆、不聳肩，使背部成一直線，全身像個御飯糰立起來，膝蓋可依個人狀況彎曲，但是一定要延展脊柱不可駝背。

替代

初學者若膝蓋無法打直可彎膝，腳跟也不需勉強著地。

坐骨往天花板延伸

拉直背

腹部收緊

不要聳肩

放鬆胸

雙腿打直

腳跟平貼地面

手指均勻伸開平貼於地面

POINT：
止息可感受到更深層的延展。止息可慢慢增長至8秒，若無法止息或身體狀況不適，保持順暢的呼吸即可。初學者若膝蓋無法打直可彎膝，腳跟也不需勉強著地，但必須保持延展的上背。

6 吐氣，雙膝跪地，雙手撐地，盡量不要移動雙手。胸口和下巴貼地，腹部懸空，雙眼往前看。要讓雙肩放鬆，雙肘平行肘尖向上。上身放下的位置視個人腰背柔軟度而定（若柔軟度不好的人可將胸口往前放一點）。

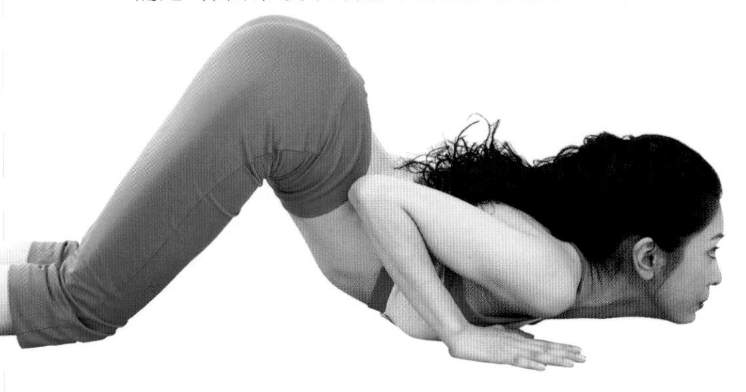

拜日式A

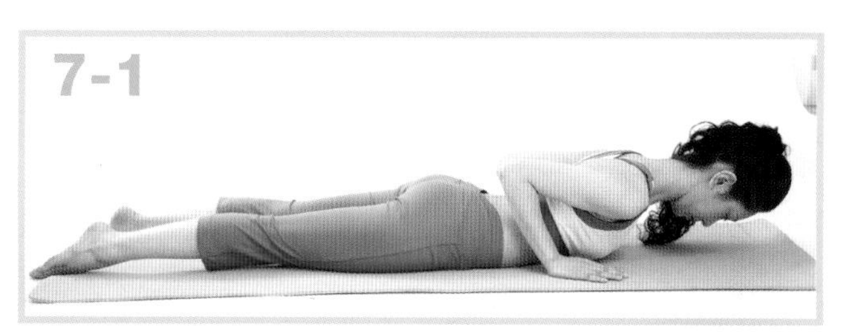

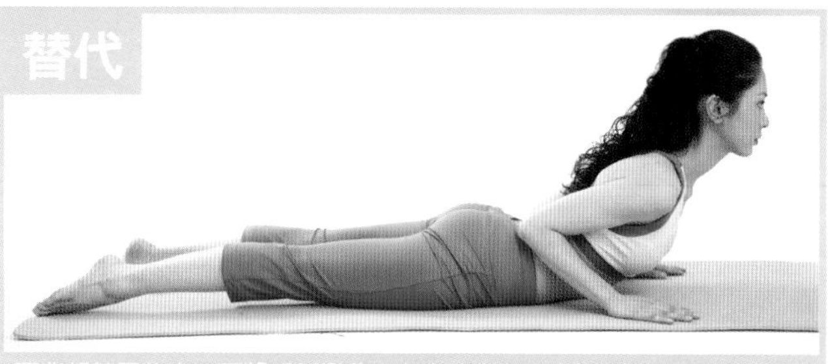

腰背部較緊的人，可將手肘彎曲，上身不需上抬太高。

7 吸氣，到眼鏡蛇式（詳細動作見P.75）：腹部臀部平貼於地面，雙手的位置盡量不變，身體經由俯臥的姿勢（見圖7-1），往上延伸至後仰的姿勢，闊胸不聳肩，腹部緊收拉長身體，將身體的前側打開，手肘可略彎，肘尖朝後將胸口打開上提（臉不一定往上看，可直視前方）。若腰背部較緊的人，可將手肘彎曲，上身不需上抬太高。

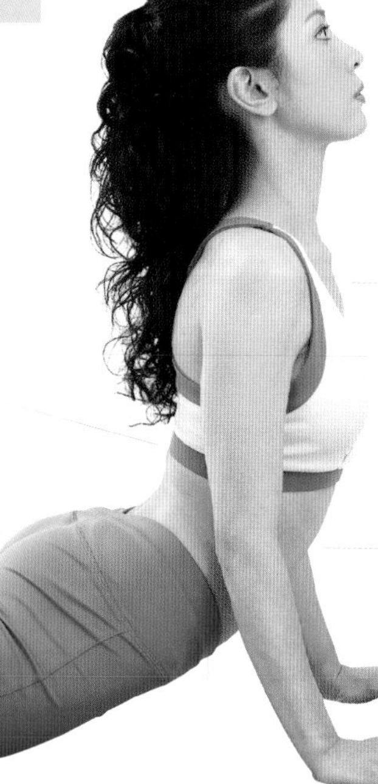

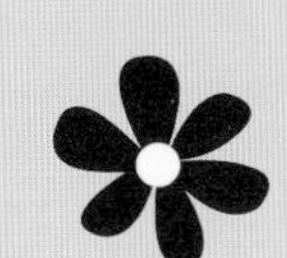

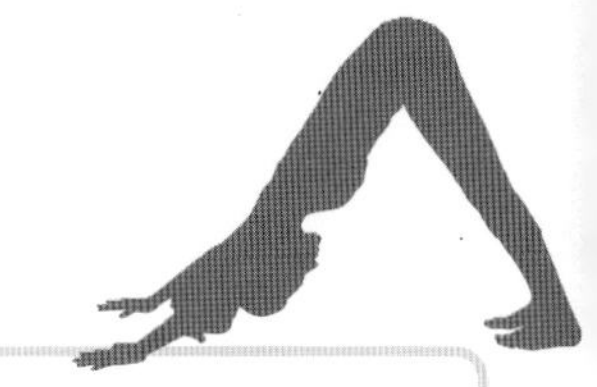

8 吐氣，雙手位置不移 ，先以腳尖著地，再將身體回復到下犬式，坐骨朝向天花板，肩膀與胸部放鬆，脊柱拉直延伸。

POINT：下犬式的重點是手掌腳掌要穩穩的貼平於地板、支撐身體。

坐骨往天花板延伸
肚子收緊
不要聳肩
放鬆胸部
雙腿打直
腳跟平貼地面
手指均勻伸開平貼於地面

9 吸氣，右腳前踩至雙手間，左膝放在地上，雙眼看向前方。

脊椎拉長延展
左臀向下壓低
小腿垂直於地面

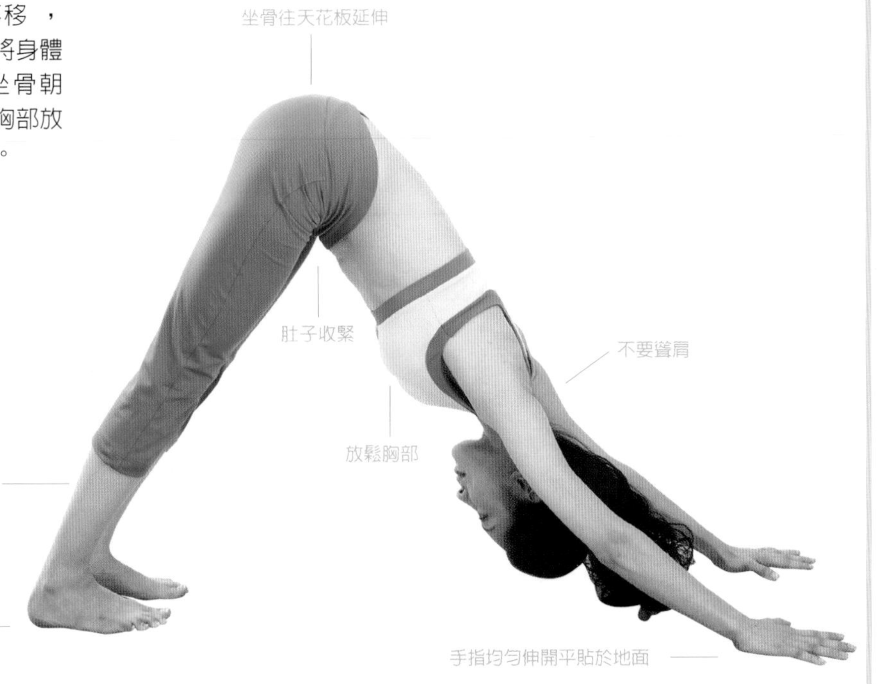

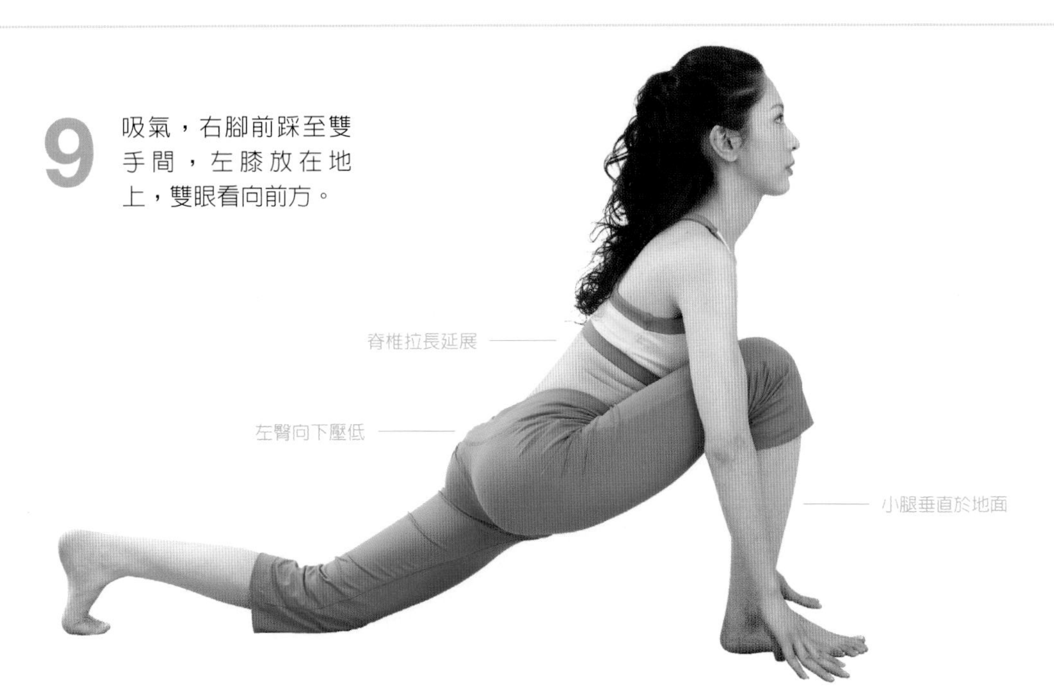

拜日式A

10

吐氣，左腳前踩，雙腳併攏，頭頸肩放鬆向下垂掛，回到直腿前彎的姿勢，雙膝可微彎，身體重心平均分攤於雙腳（前腳掌要站穩）。

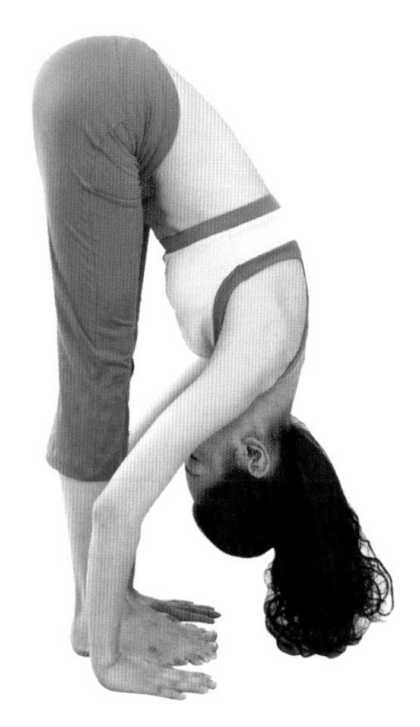

11

吸氣，雙手舉起、手臂貼近耳朵，慢慢伸直身體回到站姿。雙腿伸直，臀部收緊，頭、頸、脊椎從側面看是一條直線，手臂持續貼近耳朵。接著慢慢拉高身體，後仰，雙眼跟著手的方向往後望，肩膀放鬆不要聳起。

12

吐氣，身體回復到站姿，雙手合十在胸前的起始位置。

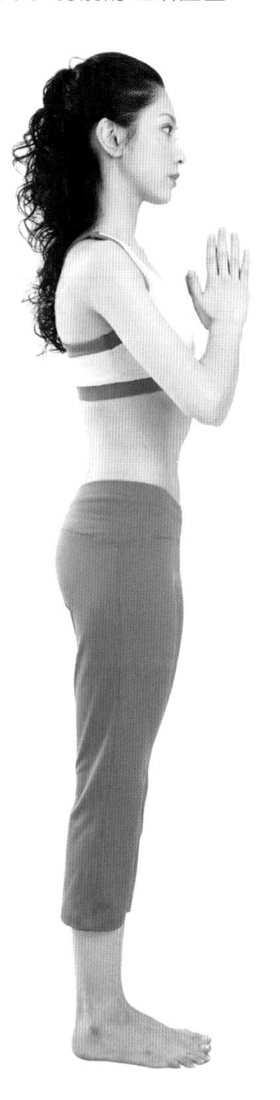

完成以上的動作後，再從頭做一次，這次要換左腳開始進行另一邊的拜日式，一右一左為一回，可慢慢的加強至十二回。

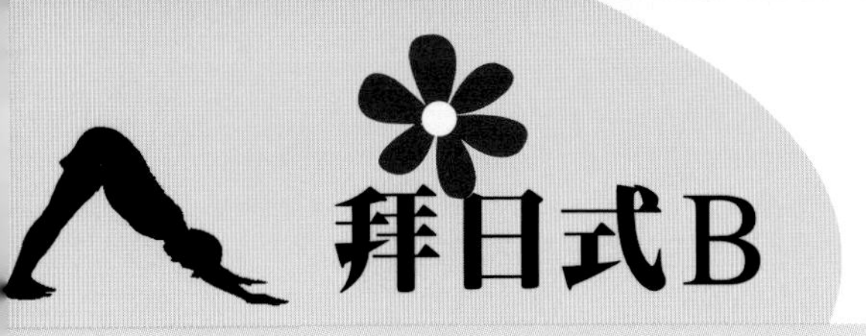

拜日式B

勇士式I Virabhadrasana I步驟圖：

肩膀放鬆
收小腹
臀部收緊
雙腳併攏
雙手合十
打開胸腔
肚子內收
臀部收緊
雙腿伸直
POINT：
意識集中在脊椎，後彎要小心，不需用力，不要折腰；是由臀部上提的力量往前推而後彎，而不是用腰背的力量。

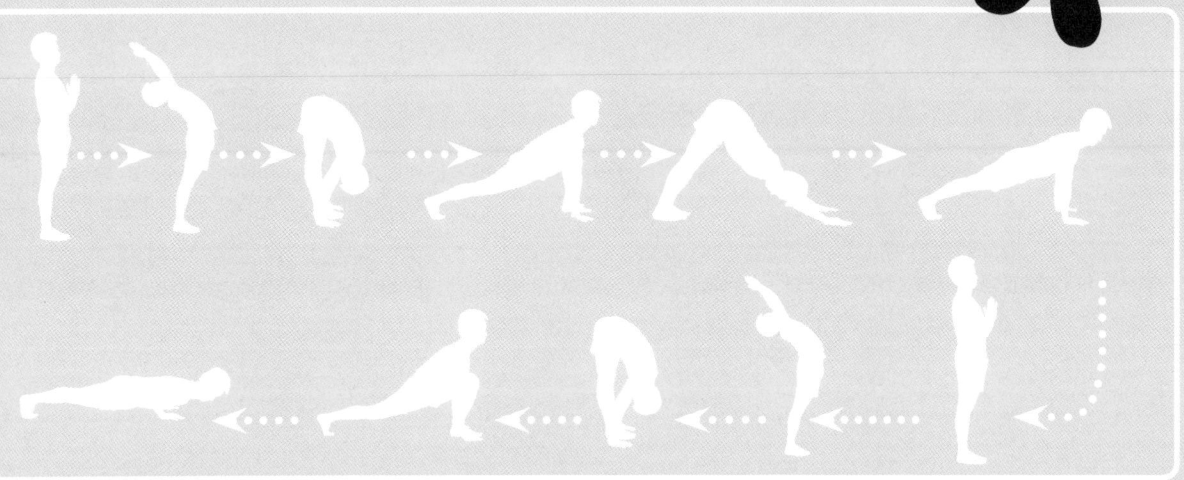

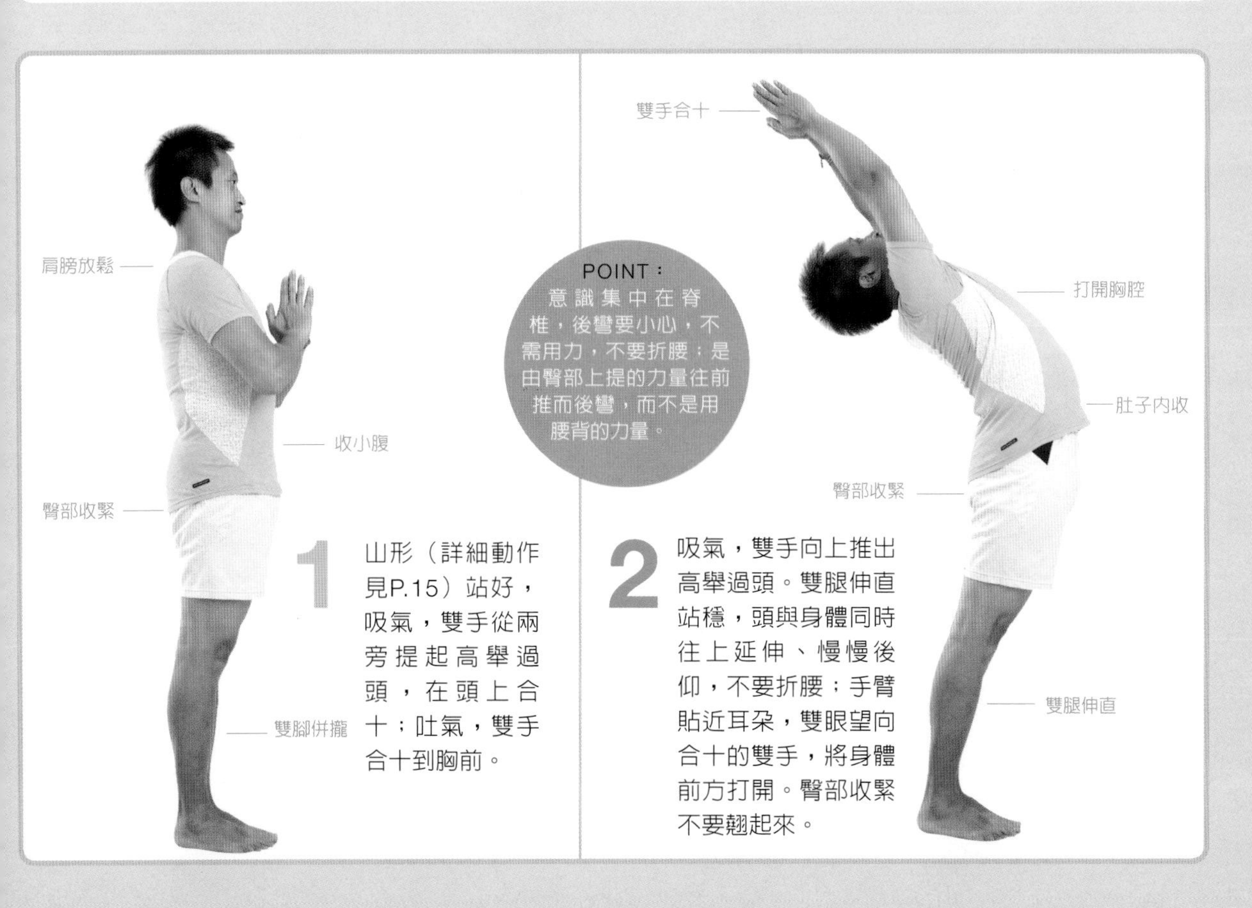

1 山形（詳細動作見P.15）站好，吸氣，雙手從兩旁提起高舉過頭，在頭上合十；吐氣，雙手合十到胸前。

2 吸氣，雙手向上推出高舉過頭。雙腿伸直站穩，頭與身體同時往上延伸、慢慢後仰，不要折腰；手臂貼近耳朵，雙眼望向合十的雙手，將身體前方打開。臀部收緊不要翹起來。

拜日式B

臀部向上提高
頭肩頸放鬆下垂
雙腿伸直
手掌放地面與腳掌切齊

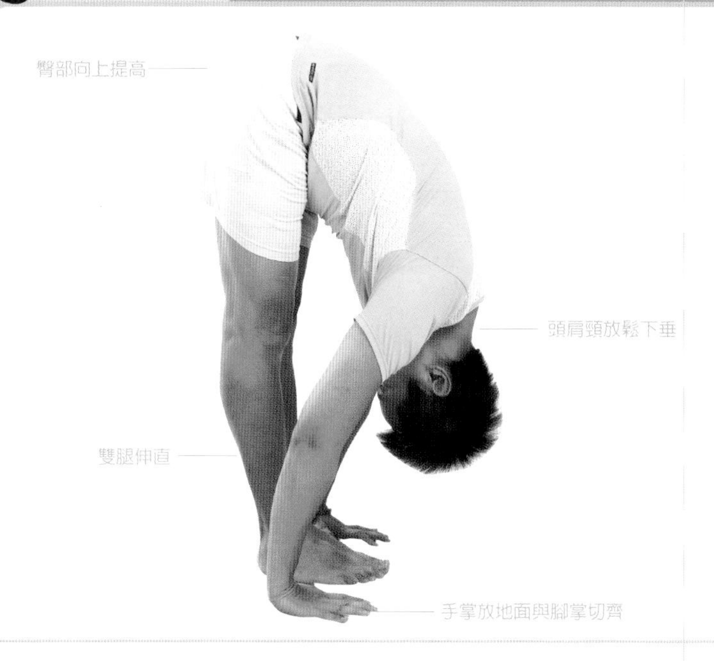

3 吐氣，前彎，保持背直往前彎。雙手隨著前彎往前往下，緩緩放下於雙腳旁與腳掌切齊，雙手掌朝前，盡可能放平於地面；頭、頸和肩放鬆，將重心平均放置在雙腳上（感覺踩在前腳掌，十隻腳趾頭踩穩在地上），上半身像倒掛在牆上般向下垂吊。

POINT：臀部向上提高，雙腿要伸直，盡量讓腹部貼近大腿，但肩頸要放鬆，頭頂朝下。

4 吸氣，右腳後踩一大步至弓箭步，伸直右腿、右腳尖踩地。彎曲左膝、左小腿與地面成90度，雙手下垂放於左腳兩旁地上。腹部平坦緊收不可鬆垮往前凸出，將背脊拉長延展不聳肩，雙眼直視前方。這是大腿與骨盤前側的伸展。

POINT：弓箭步看起來簡單，要做到正確可需要幾分功力，盡量壓低臀部，後面的腳跟往後延伸幫助後腿伸直，來強化大腿前端的延展力與支撐力。

雙眼直視前方

臀部向下壓低

小腿垂直地面

後腳伸直

伸展大腿前側

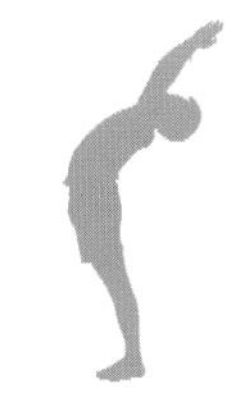

5 止息，提起臀部，左腳後踩與右腳齊，停在下犬式（詳細動作見P.74），雙手位置不移 ，坐骨朝向天花板，延展雙腿與上背，肩頸放鬆不聳肩，止息八秒。手掌腳掌平貼於地面，頭部在兩臂之間，放鬆下巴、不聳肩，使背部成一直線，膝蓋可依個人狀況彎曲，大腿後側較緊的人可彎膝或腳跟離地，但是一定要延展脊柱不可駝背。

POINT：手指張開，手掌和手指要穩穩的撐住地面，用手指的力量把身體推離地板，利用收腹的力量將脊椎和臀部往上延伸。

坐骨往天花板延伸
雙腿打直
不要聳肩
肚子收緊
腳跟平貼地面
手指均勻伸開
平貼於地面

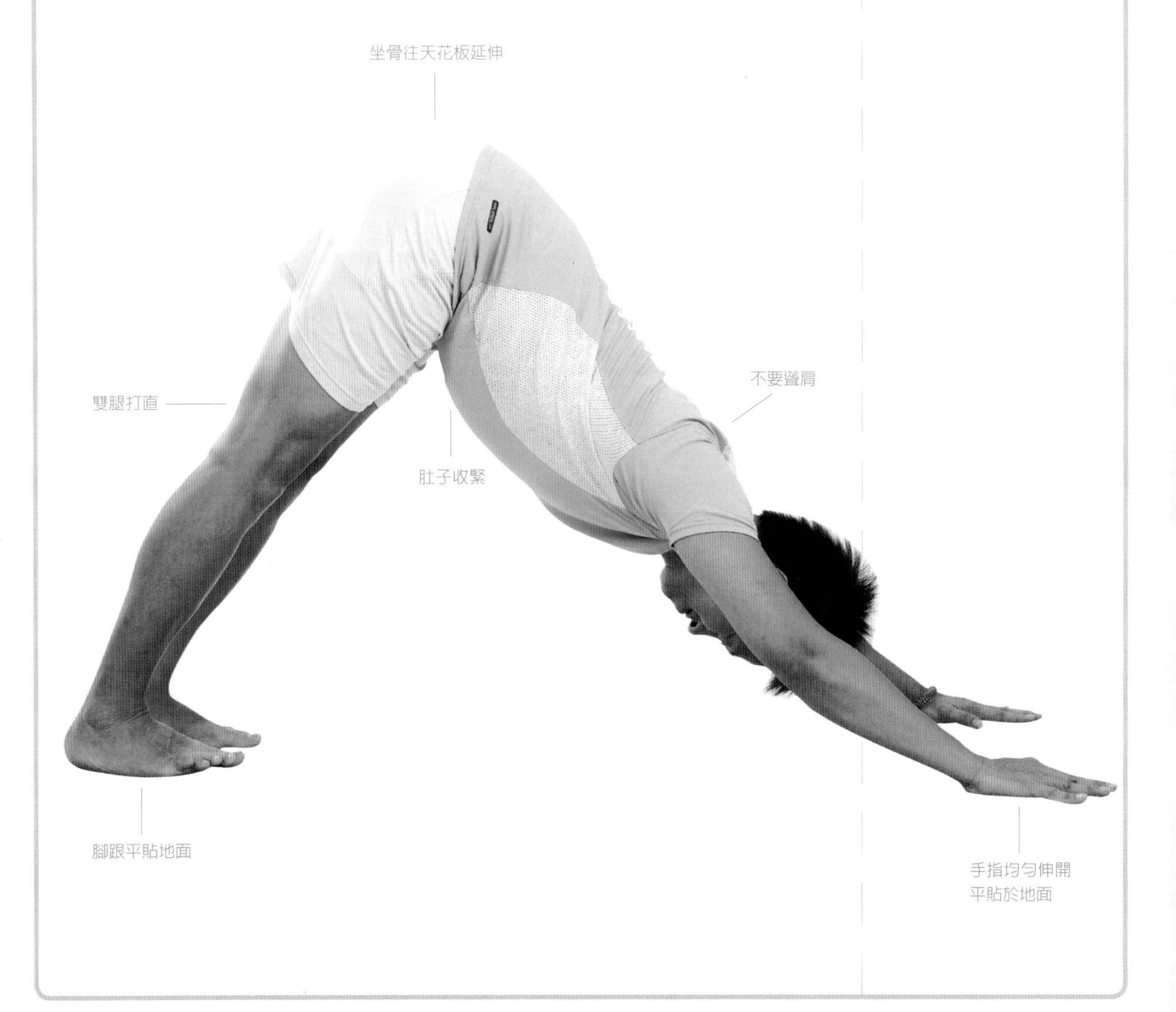

拜日式B

6 吸氣，臀部往下移，身體往前傾，雙腿併攏、腳尖踮起，將重心往前移到棒式（詳細動作見P.90），盡量不要移動手腳的位置，讓手掌在肩膀的正下方，以著地的雙手和腳趾撐起身體。收腹收臀，不翹臀不聳肩，眼睛看向斜前方的地板。

POINT：所謂棒式（也有人稱平台），就是從側面看去，從頭到腳踝像是一個斜斜的棒子。這個動作的訣竅在於收小腹收緊臀部，用肩膀與上背的力量撐起整個背部，不能完全以手臂支撐力量，當你收腹收臀、讓尾椎往恥骨方向內收時，你會發現手臂的力氣變輕了喔！

肩膀放鬆
臀部收緊
眼睛看向斜
前方地板
雙腿打直
手臂伸直
腳尖踮地

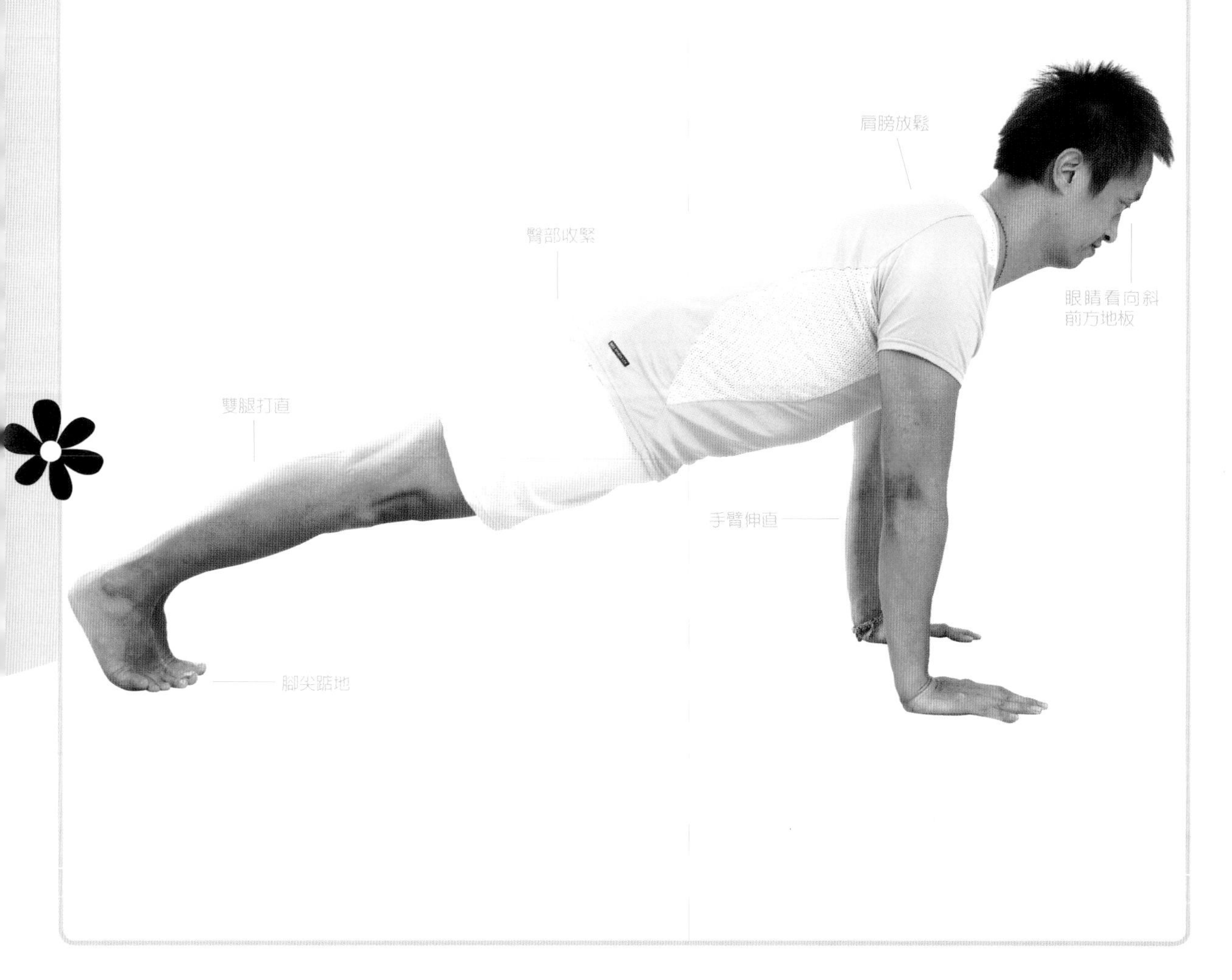

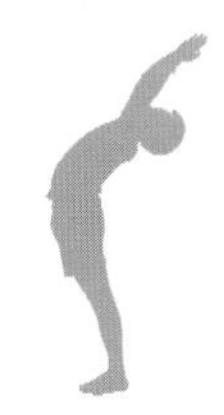

7 吐氣，手肘彎曲靠近身體，整個身體往下放到鱷魚式（詳細動作見P.92），手肘盡量貼近身體，並與地面呈90度，後腳跟往前輕推，將重心往前移，拉長身體，收腹不聳肩，這個姿勢可強化軀幹的延展力與上肢的支撐力。

POINT：鱷魚式有點像收著手肘做伏起挺身，這個動作可以強化修飾到手臂與肩膀的線條。若覺得鱷魚式有點吃力的話，可以屈膝著地，或將身體上抬點，但還是要注意到上半身與脊柱的延展

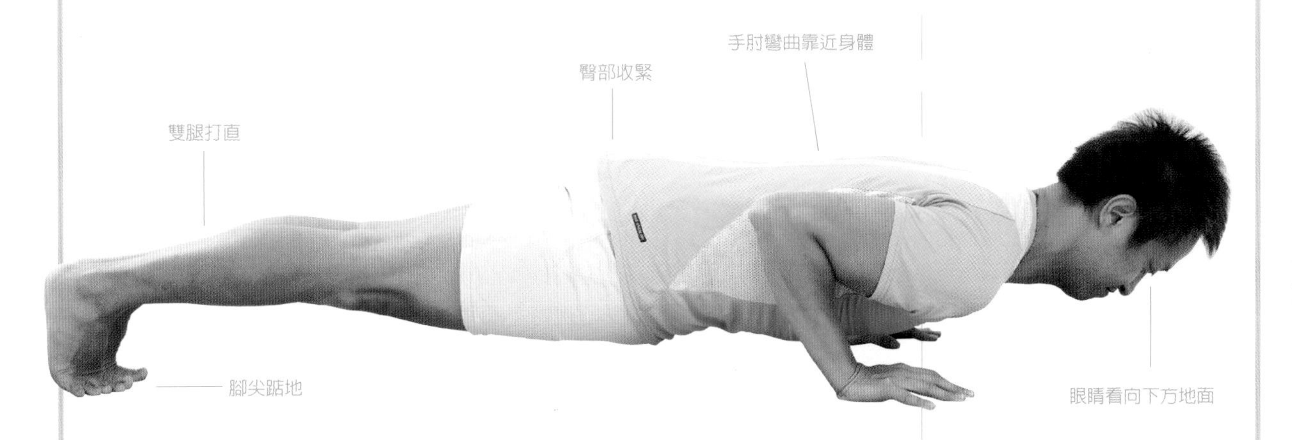

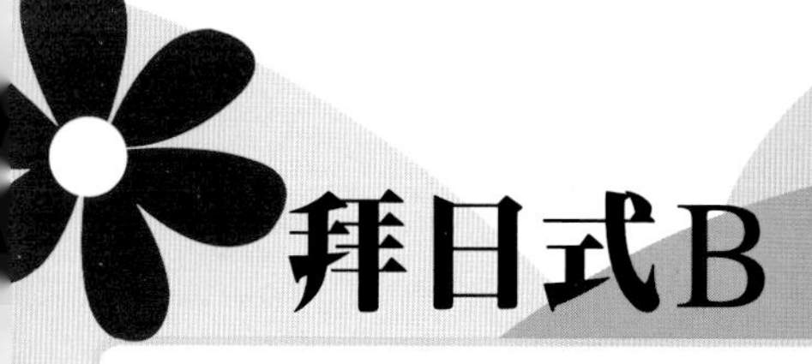

拜日式B

8 吸氣，伸直手肘，提起上身到上犬式（詳細動作見P.76），雙腿伸直保持離地，腳背或腳尖著地，上半身上提拉長脊柱，頭部胸口和下巴都往上仰，雙眼直視斜上方，闊胸收腹不聳肩。

POINT：
做上犬式時，大腿小腿都是離地的，只有腳背貼地或腳尖點地，雙手掌要穩穩的貼平於地板、支撐身體。若不習慣也可用眼鏡蛇式來替代上犬式。

眼睛看向斜上方
闊胸不聳肩
脊柱上提
臀部收緊
雙腿伸直離地
手臂伸直
收腹
腳背頂地

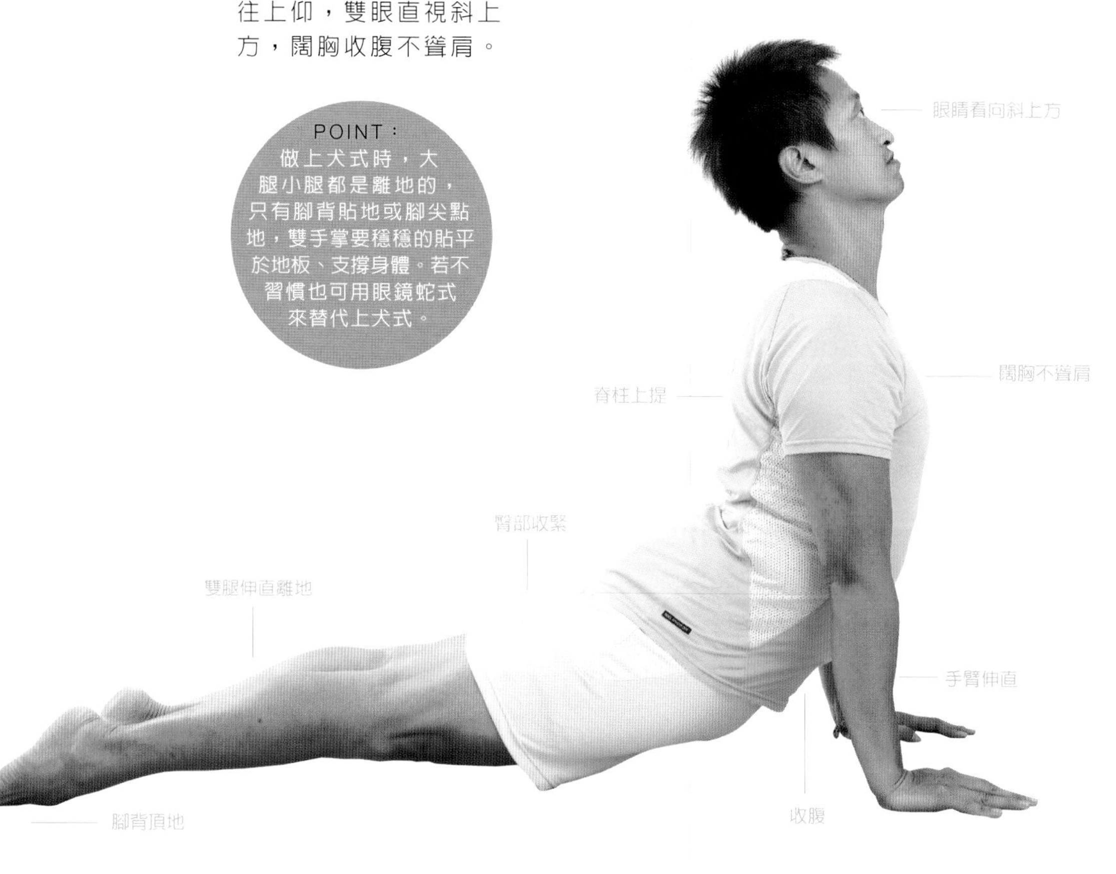

坐骨往天花板延伸
不要聳肩
肚子收緊
雙腿打直
手指均勻伸開
平貼於地面
腳跟平貼地面

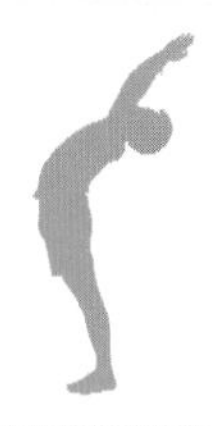

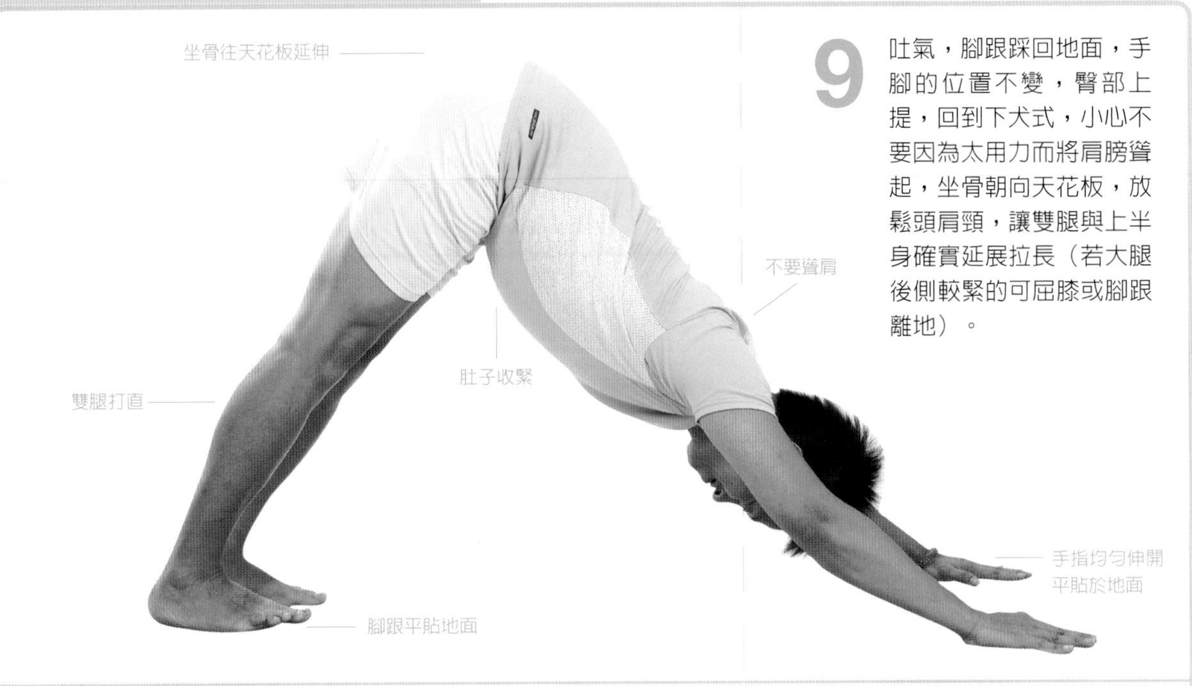

9 吐氣，腳跟踩回地面，手腳的位置不變，臀部上提，回到下犬式，小心不要因為太用力而將肩膀聳起，坐骨朝向天花板，放鬆頭肩頸，讓雙腿與上半身確實延展拉長（若大腿後側較緊的可屈膝或腳跟離地）。

10 吸氣，右腳前踩至兩手之間，臀部壓低，拉長脊柱，雙眼看前方回到弓箭步，注意放鬆肩膀不聳肩，左腿往後伸直。

POINT：做弓箭步時要注意：彎曲腳的膝蓋不可超過腳趾，以免膝蓋受力太大而受傷。

雙眼直視前方
臀部向下壓低
後腳伸直
伸展大腿前側

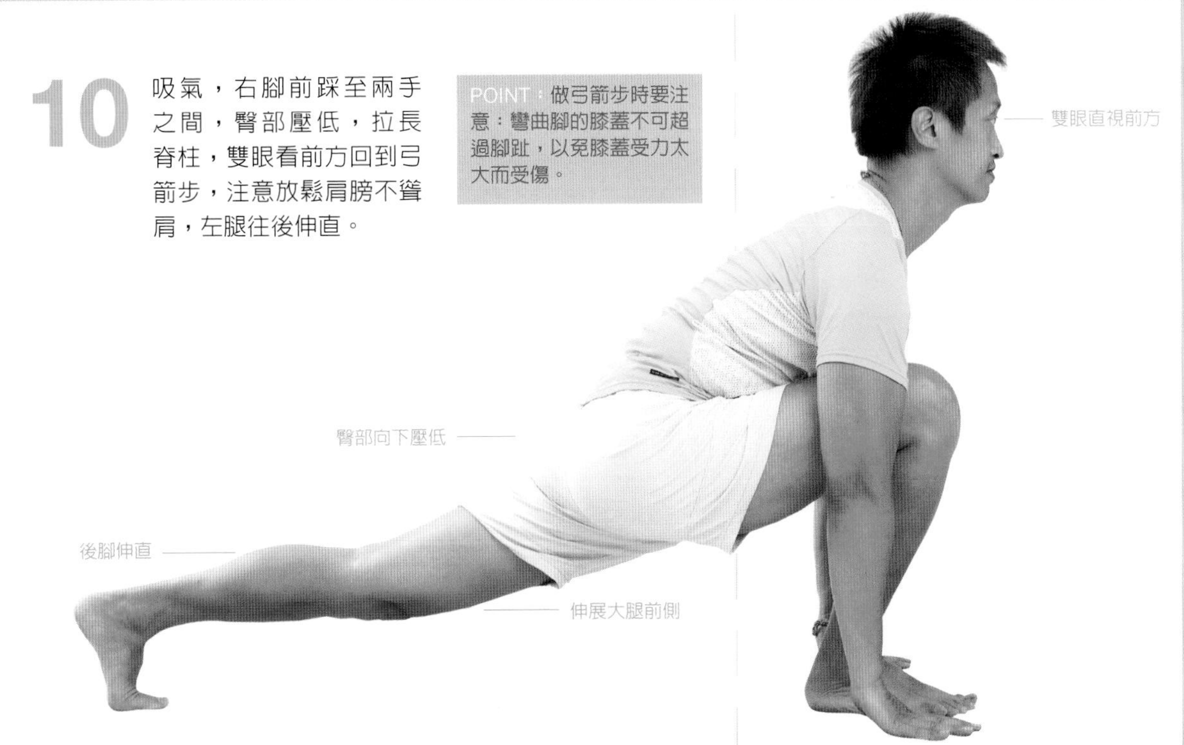

拜日式B

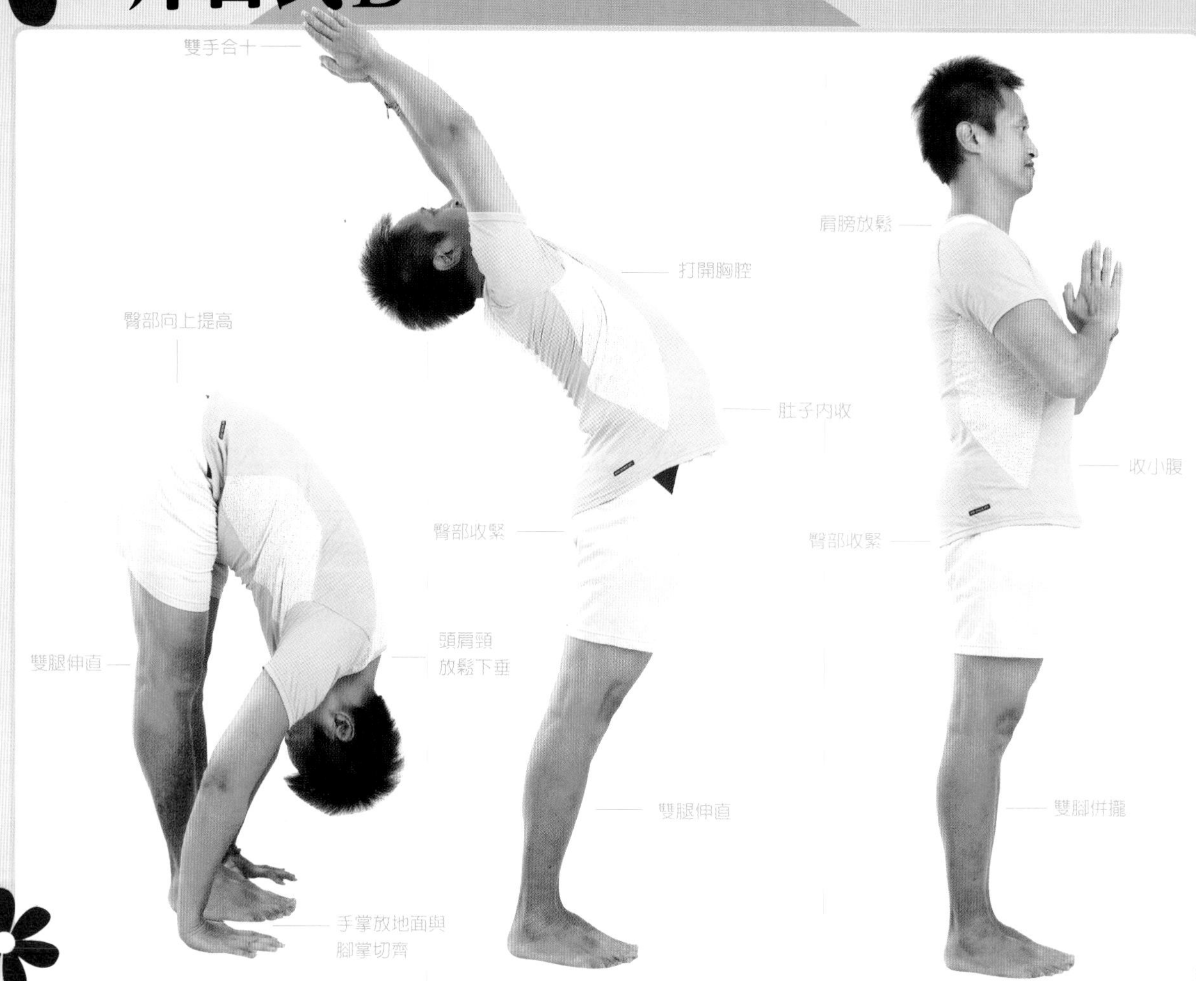

11

吐氣，收回左腳提起臀部，頭頸肩放鬆向下垂掛到直腿前彎。

12

吸氣，身體拉高後仰，雙腿拉直，放鬆肩膀，雙眼朝向合十的雙手看。

13

吐氣，身體回復到站姿。雙手合十在胸前的起始位置。

完成以上的動作後，再從頭做一次，這次要換左腳後踩開始進行另一邊的拜日式，一右一左為一回，可慢慢的加到做十二回。

Blackie老師的叮嚀

拜日式可有效的強化身體，但有高血壓與心臟病的人不適宜練習拜日式，因為有頭低於心臟的姿勢；孕婦也不適練習這組動作，因為會壓迫到身體。
拜日式做完可停在山形（Mountain Pose）調息，等氣息順暢後可繼續下個體位法的練習。

剛開始練習瑜珈的學員對拜日式印象最深刻吧，雖然每位老師所教授的拜日式流程或步驟不大一樣，但練起拜日式總叫人通體舒暢、神清氣爽。常練拜日式除了可以修飾身體的線條，也帶給我們更多的專注力來認眞工作，更大的毅力來面對生活壓力，更寬廣的身心來感受生命循環。

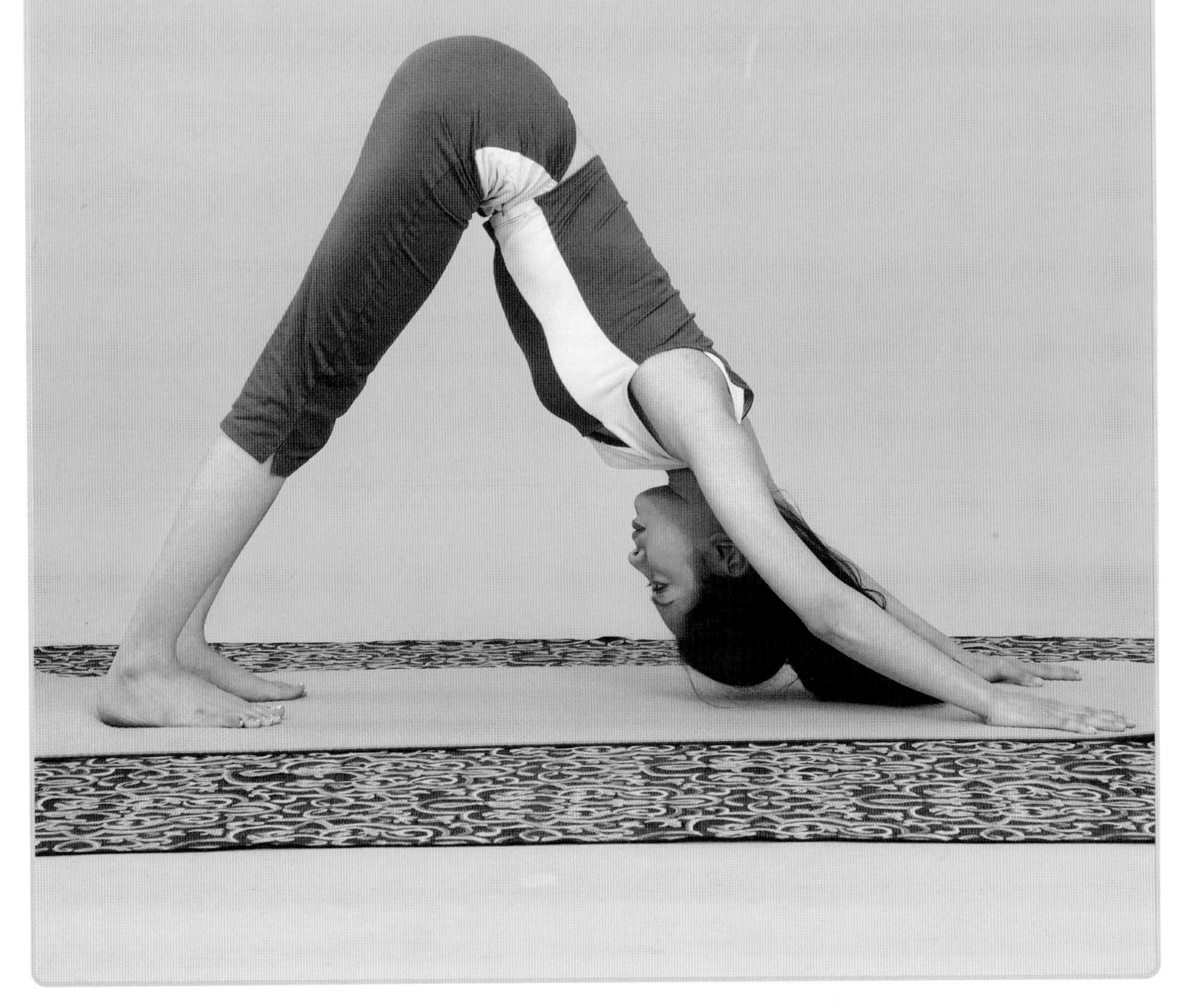

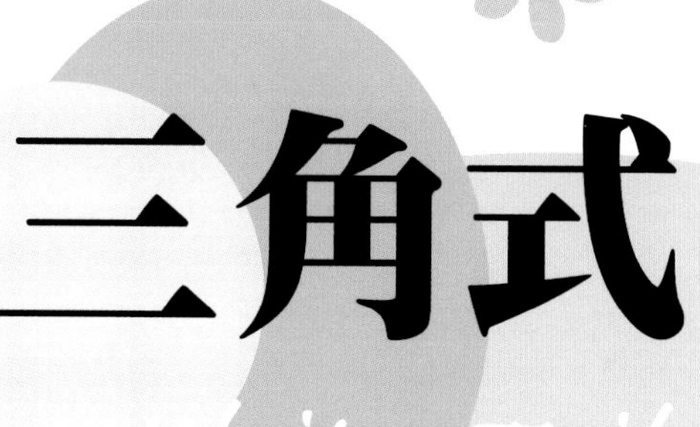

三角式

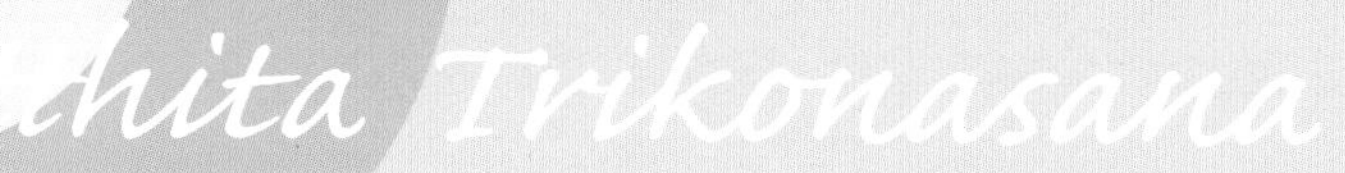

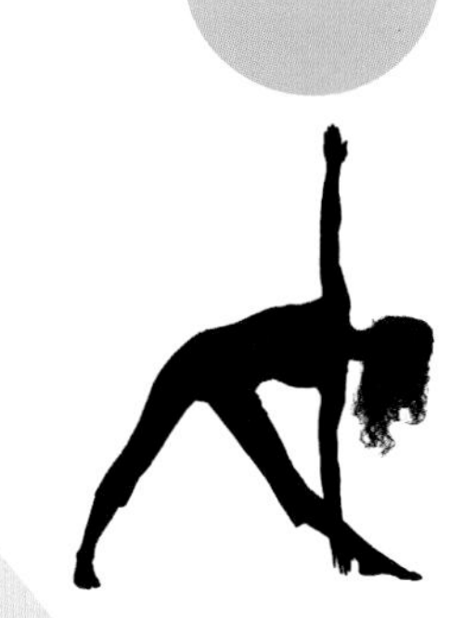

Utthita 是梵文的伸展，Trikona是三角形，Parivrtta則是旋轉。瑜珈體位法中較少見到側邊彎曲姿勢，而三角式就是讓身體兩側做最大的拉撐，以及強化下肢的姿勢。這個動作最大的好處在於活動腰部肌肉，防止上班族的側邊肉漸漸從褲邊溢出。

剛開始練習時要注意軀幹的正直，可嘗試以背貼平牆面練習。當雙手雙腳打開，要往下側彎時，背靠一面牆，就不會出現偏斜的現象。

功能：

（1）三角式是身體側邊最大的伸展，平衡身體左右邊。
（2）調整骨盤的歪斜，使骨盤的排列位置正確。
（3）修飾臀、腿的線條，使身型修長。
（4）增強身體的穩定性與力度，將專注力與自信心提升。

扭轉三角式步驟圖：

雙眼直視前方
肩膀放鬆
臀部收緊
收小腹
手輕撐於腿上
雙腿併攏彎曲
雙眼直視前方
肩膀放鬆
上身擺正不要前後傾
收小腹
臀部收緊
手輕撐於腿上
後腳伸直
POINT：
跨開的步伐要
多大？大約一個
半到兩個的肩寬
就足夠囉！

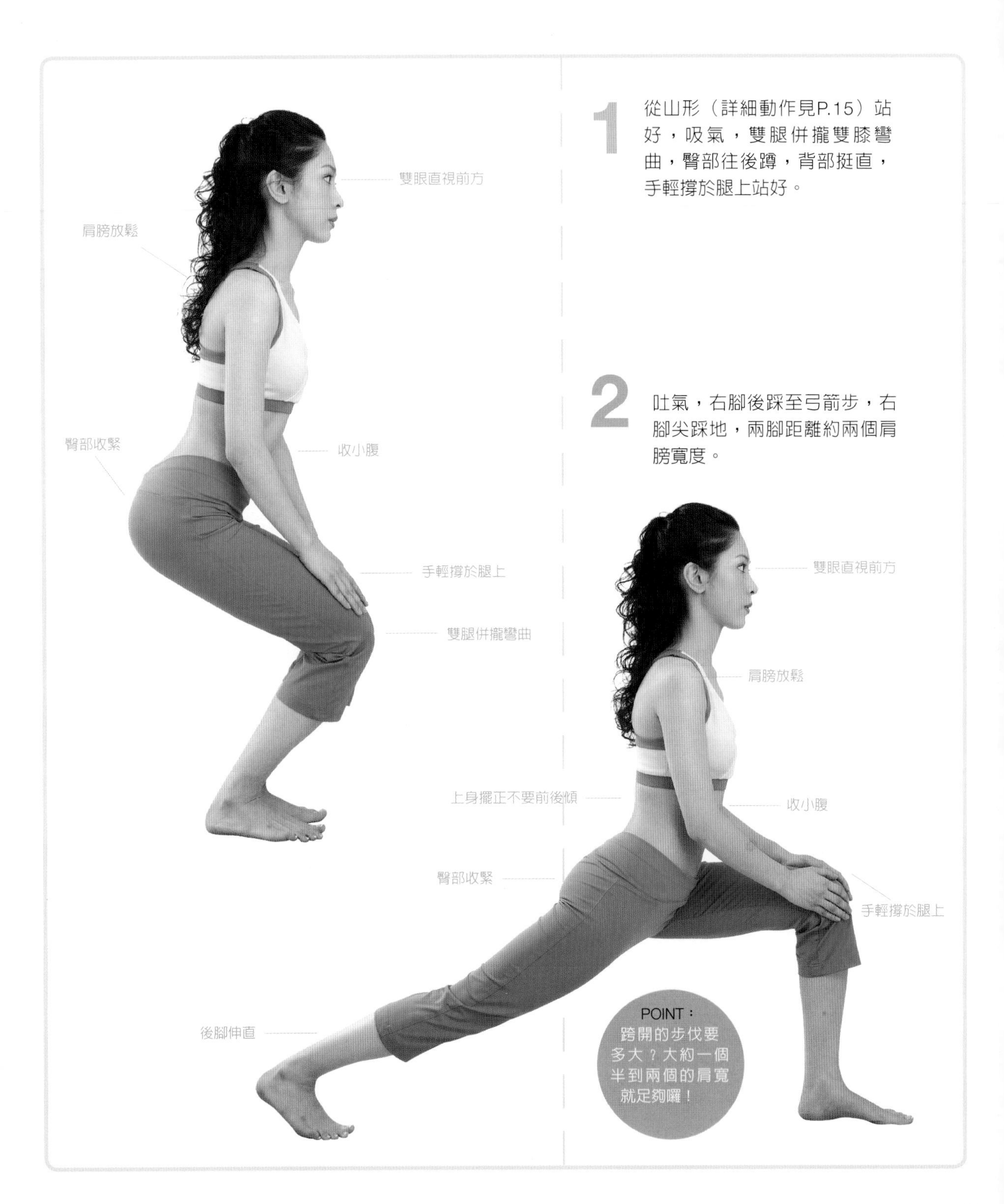

1 從山形（詳細動作見P.15）站好，吸氣，雙腿併攏雙膝彎曲，臀部往後蹲，背部挺直，手輕撐於腿上站好。

2 吐氣，右腳後踩至弓箭步，右腳尖踩地，兩腳距離約兩個肩膀寬度。

三角式

手臂平行於地板
手掌朝下
腹部收緊
提臀，骨盤正朝前
腳尖內收，穩穩踩地
POINT：
這個動作將雙手向外平行伸展，雙腿伸直，臀部收緊，脊椎向上提高，看似一顆天上的星星，光芒朝四面八方投射出去，整個人是自信而從容的。

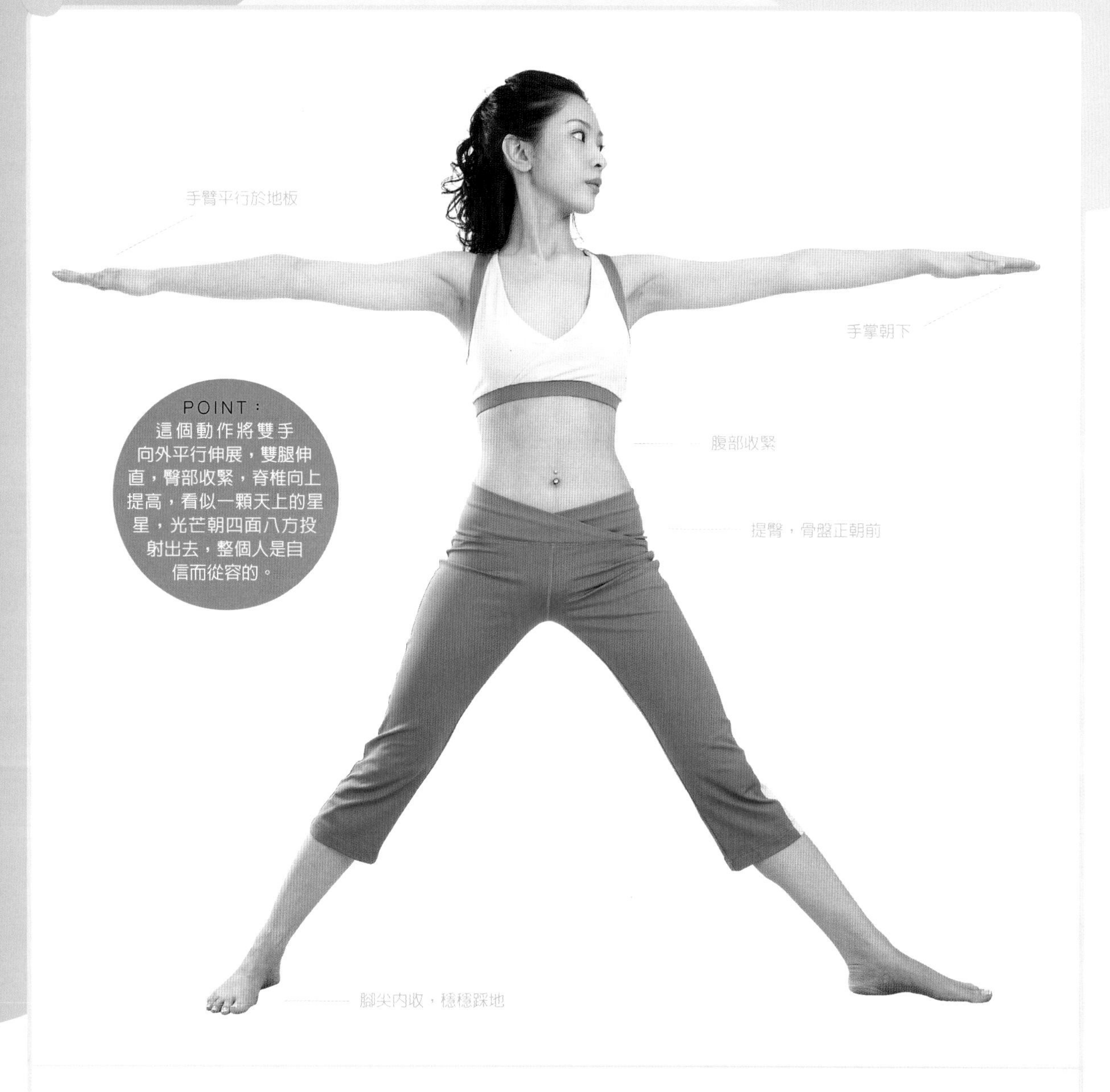

3 吸氣，右腳跟放下伸直雙腿，收臀、脊椎往上延展，雙手臂拉開與肩同高，左腳尖方向不變，右腳尖稍稍往內收，朝向身體的方向；骨盤與軀幹，連同雙手整個朝右方轉開來，肩膀放鬆不聳肩，手臂平行於地板，手掌朝下，眼睛朝前看向左手的方向，整個身體延展開來，腳掌須踩穩，雙膝伸直，腹部臀部收緊，臀部不可往後翹。

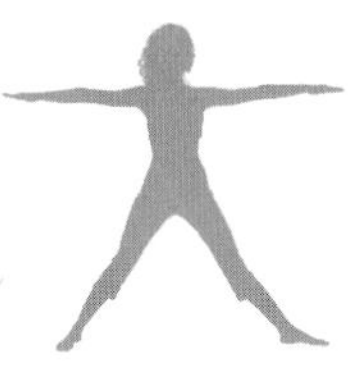

4 吐氣，下半身穩定不移動，由髖關節往左上方拉長，再慢慢往下方側折，沿著左手臂的方向延展向下，是從髖關節側向下折，注意：兩邊的腰要一樣長。當身體側彎到極限，將左手放下，標準的三角式要做到左手掌心碰地（因個人的柔軟度不同，也可指尖點地，或抓住腳踝，或扶住小腿前側）；右手慢慢向上延伸，讓雙手臂垂直於地板上下延伸。左邊臀部朝前內收，右邊臀部向外開展，盡量開展右邊胸膛，眼睛看向前方或上望天花板。停留在三角伸展的姿勢30秒（3~6個呼吸）。

POINT：
感覺身體像是個貼在牆上的掛衣架，穩定，且線條延伸。
手指向天際
從髖關節向側邊折下
打開胸膛
上面的臀收緊向外翻
腹部收緊
下面的臀部收緊朝前
POINT：
身體側伸展，有助胸廓擴展。進階者可將左手放在腰後，或抓住右腳大腿，使動作加深。一開始若不習慣可將左膝微彎，但仍要保持上半身的拉長，不可彎腰駝背。
雙腿伸直
腳掌穩穩踩滿地板
可指尖點地，或抓住腳踝，或扶住小腿前側

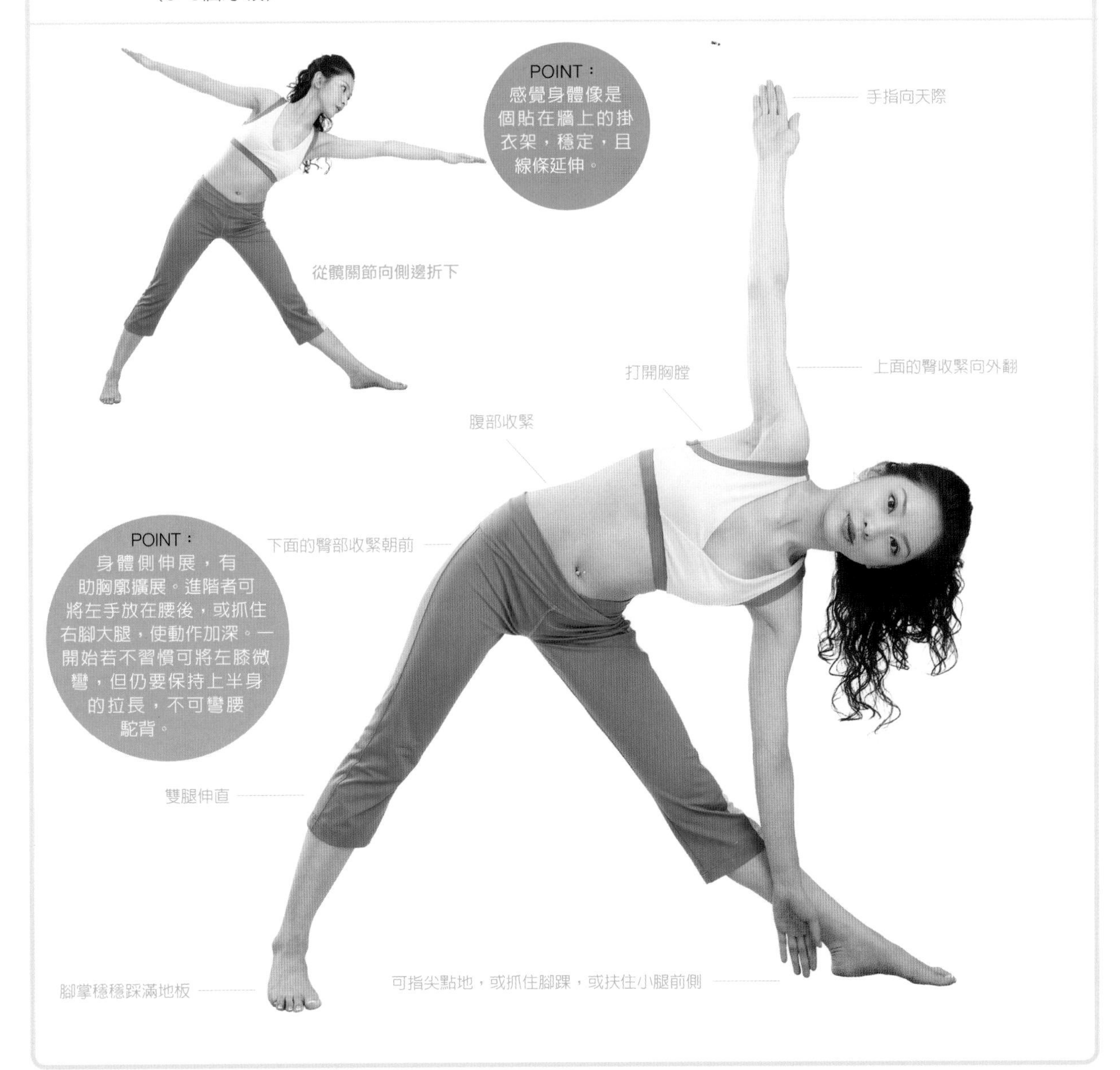

扭轉三角式

手指向天際
上面的臂收緊向外翻
打開胸膛
腹部收緊
下面的臀部收緊朝前
雙腿伸直
可指尖點地，或抓住腳踝
或扶住小腿前側
腳掌穩穩踩滿地板

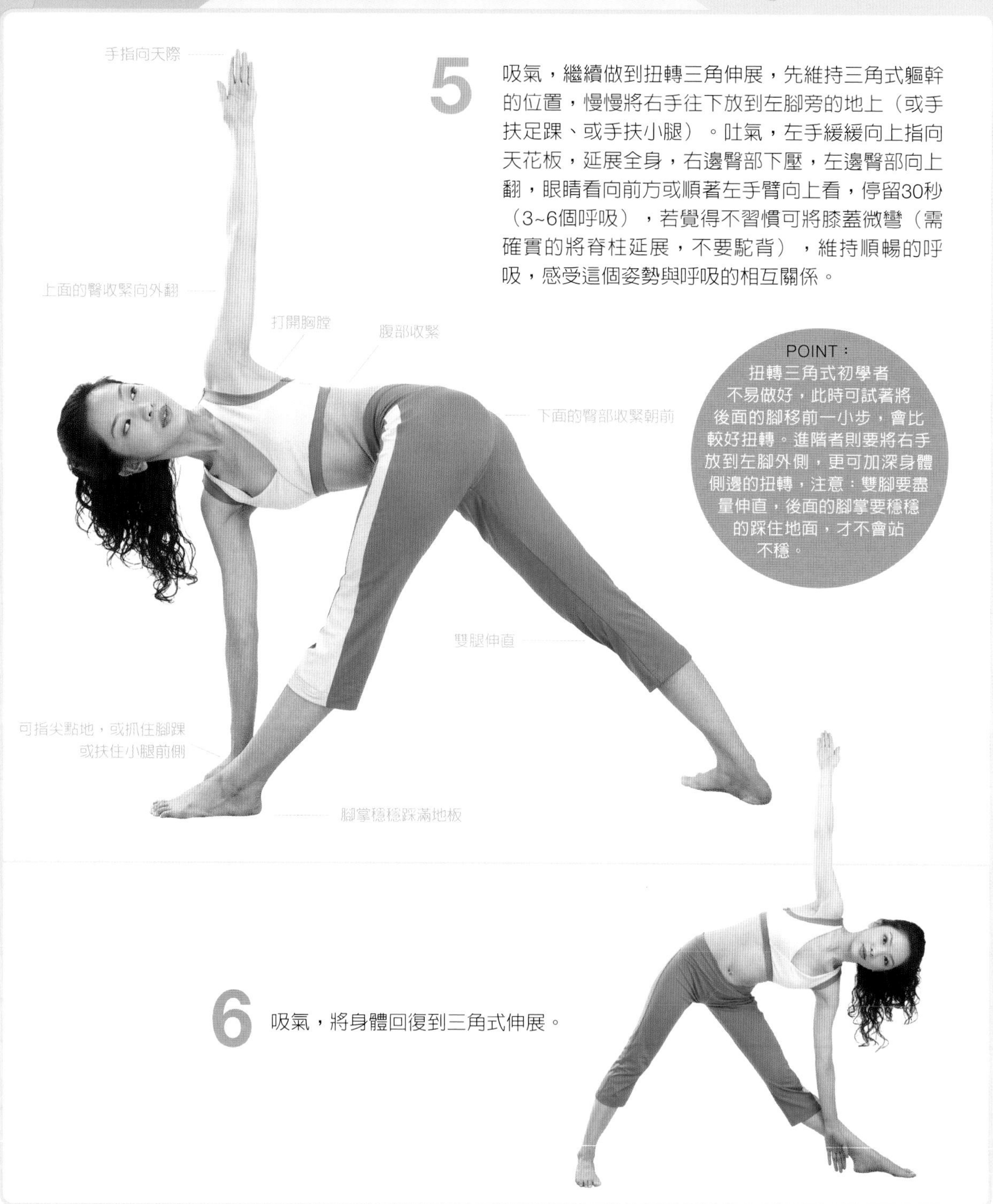

5 吸氣，繼續做到扭轉三角伸展，先維持三角式軀幹的位置，慢慢將右手往下放到左腳旁的地上（或手扶足踝、或手扶小腿）。吐氣，左手緩緩向上指向天花板，延展全身，右邊臀部下壓，左邊臀部向上翻，眼睛看向前方或順著左手臂向上看，停留30秒（3~6個呼吸），若覺得不習慣可將膝蓋微彎（需確實的將脊柱延展，不要駝背），維持順暢的呼吸，感受這個姿勢與呼吸的相互關係。

POINT：
扭轉三角式初學者不易做好，此時可試著將後面的腳移前一小步，會比較好扭轉。進階者則要將右手放到左腳外側，更可加深身體側邊的扭轉，注意：雙腳要盡量伸直，後面的腳掌要穩穩的踩住地面，才不會站不穩。

6 吸氣，將身體回復到三角式伸展。

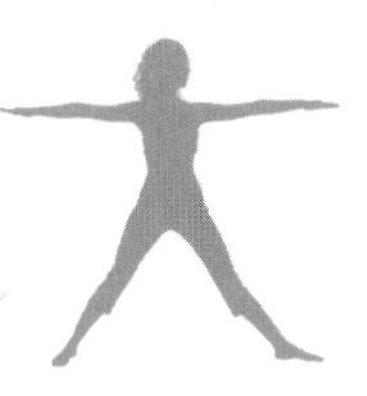

7 吐氣，將身體拉回預備位置。

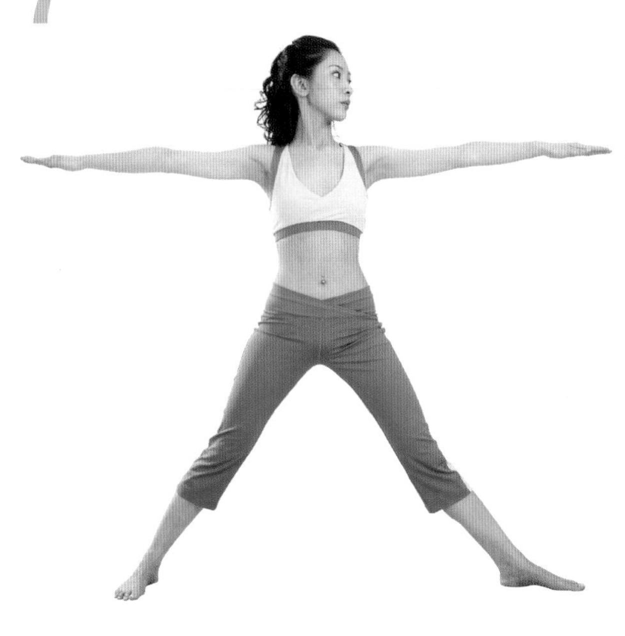

8 吸氣，左膝彎，右腳跟離地，將身體轉到弓箭步，雙手置於左腿。

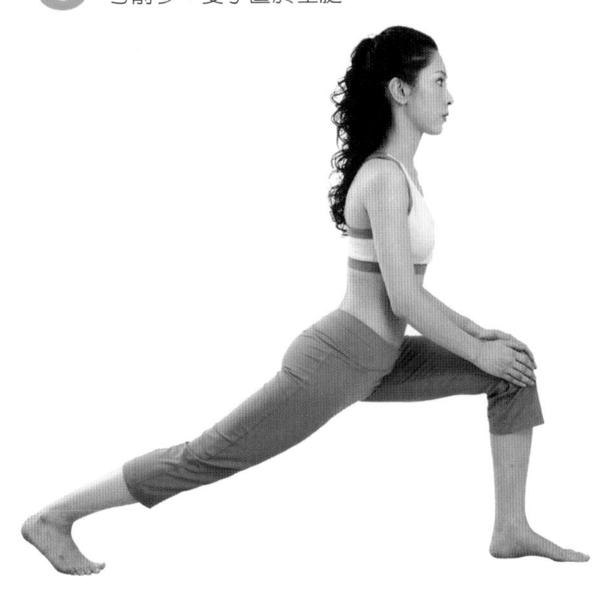

9 吐氣，重心前移後腳並回到閃電站姿。可再依同步驟換腳開始，可做2~3回。

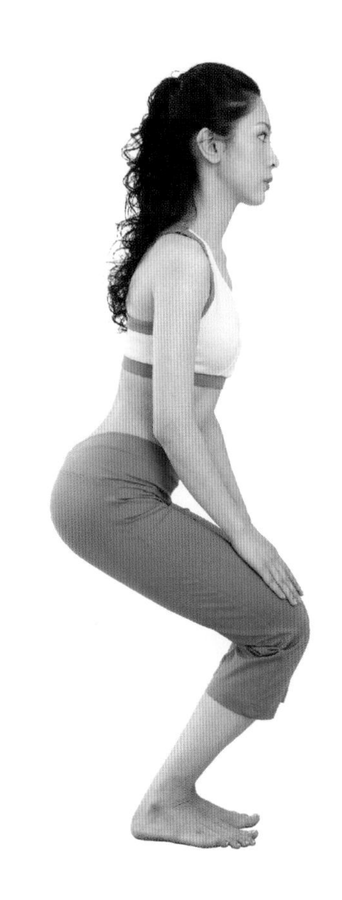

Blackie老師的叮嚀

練習三角式常帶給我上半身舒暢而又輕鬆的感受，是真正的左右平均，不僅讓自己內在平穩，也強化了下肢（雙腿）的支撐與延展，可修飾臀部與大腿側邊的線條。

勇士式

Virabhadrasana

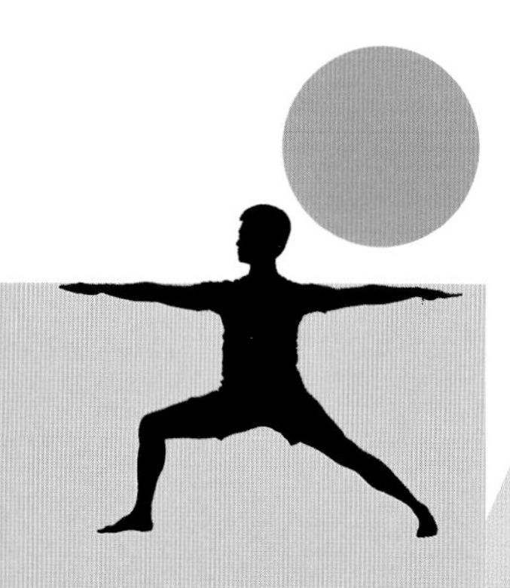

勇士式顧名思義就是可鍛練強化身、心、靈的體位法，培養一個人強壯的身體與堅定的信念。是全身的強化訓練，達到內外兼修的平衡境界。

功能：

（1） 強化調整上下半身的肌肉，提昇生活品質。
（2） 身體前後左右的平衡訓練（肌力與延展）。
（3） 可強化上背的延展力度，開闊心胸加深呼吸與專注力。
（4） 修長下肢，調整髖關節、膝關節、踝關節的排列。

勇士式有三個姿勢I、II、III，可分開單一練習。這裡將其串連的講解，順序為II、I、III，為完整的全身平衡訓練。

勇士式 II Virabhadrasana II 步驟圖：

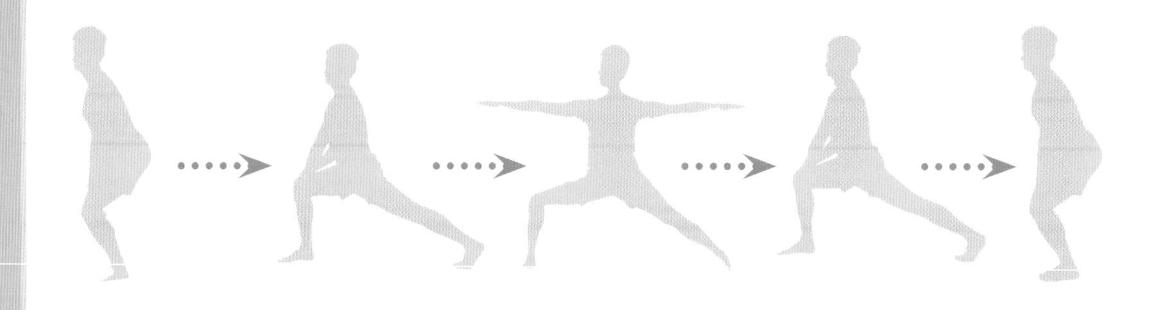

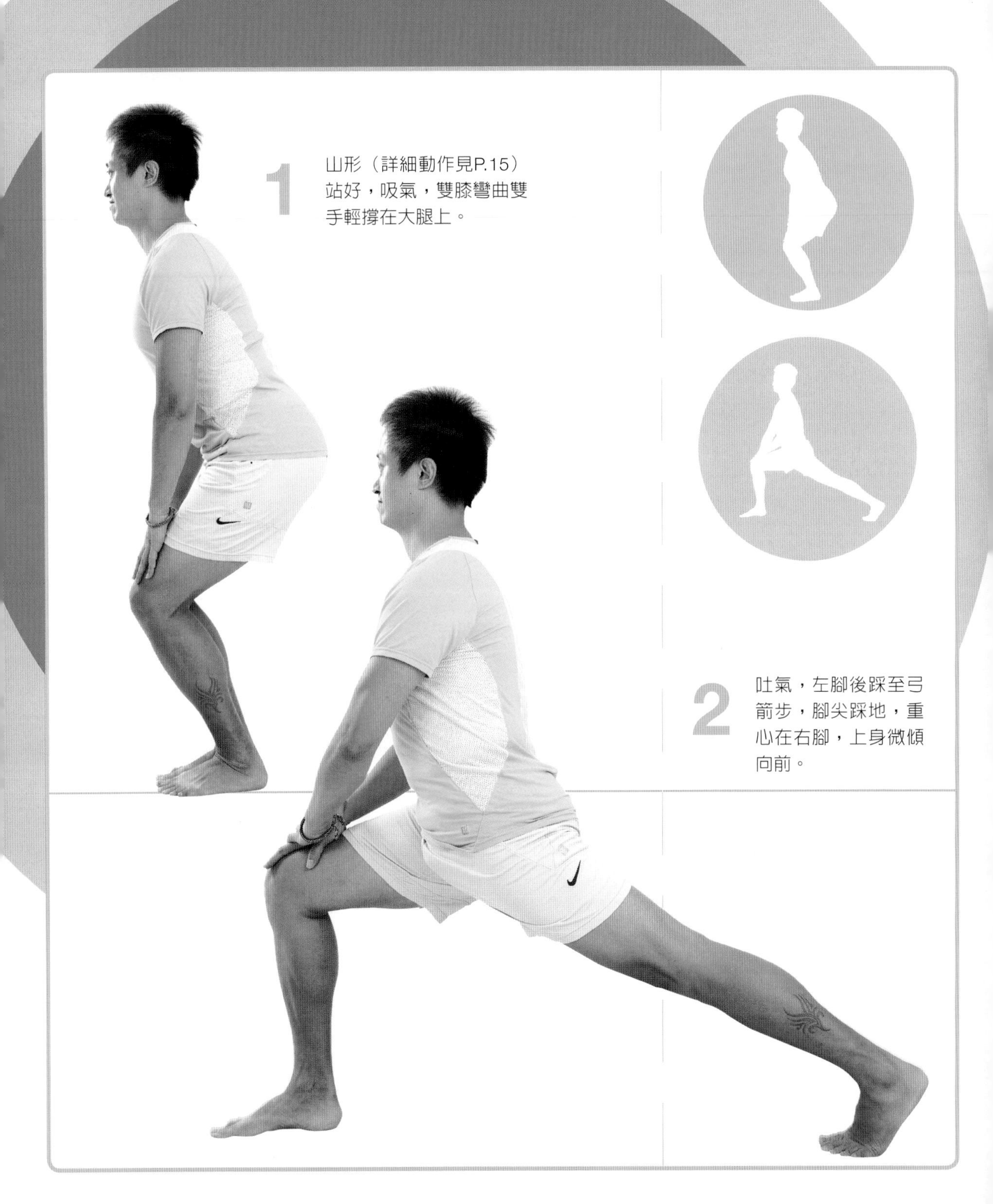

1 山形（詳細動作見P.15）站好，吸氣，雙膝彎曲雙手輕撐在大腿上。

2 吐氣，左腳後踩至弓箭步，腳尖踩地，重心在右腳，上身微傾向前。

勇士式II

Virabhadrasana

眼睛看向右
手的方向
雙手前後延伸，
與地板平行
POINT：
後踩的腿一定
要伸直，且腳要踩
滿，才可確切的訓
練到大腿內外側
與髖部。
上身垂直於地板
不可前後傾
大腿與小腿
成直角
左腿伸直
兩腳跟要在同
一條直線上
腳跟穩穩的踩滿

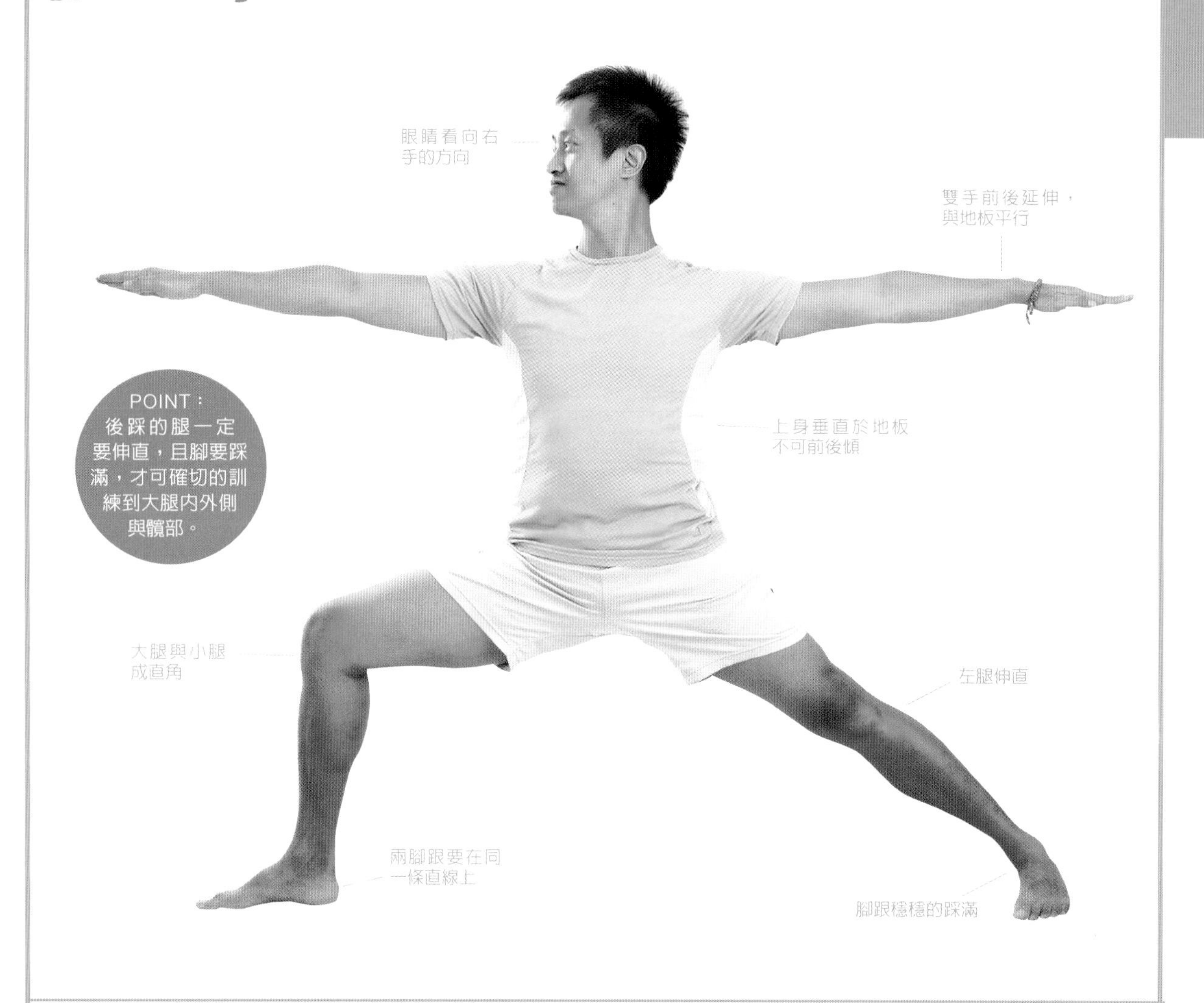

3 將左腳腳跟著地，伸直左腿、穩穩的踩滿腳跟，左腳腳尖朝向身體正前面。右腳腳尖與膝蓋同方向朝前（腳尖是指第二根腳趾），兩腳跟要在同一條直線上（即對齊兩腳跟），右膝彎曲與地面成一直角（右大腿平行地板，大腿與小腿成直角），骨盤與胸腔朝向側面（骨盤朝正，不要歪斜），上身垂直於地板不可前後傾（將整條脊柱上下延展開來），雙手前後延伸，與地板平行，眼睛看向右手的方向，肩膀要放鬆，收好腹部和臀部不要凸肚翹臀，順暢穩定的呼吸停留30秒（約5~6個呼吸）。

POINT：彎曲的腿要大小腿彎成直角，初學者若無法彎太低，不必太強求也無妨。勇士式 II 的重點在於夾緊臀部、骨盆往前推，意識要集中在腿部和髖關節上。身體垂直於地板不可前後左右傾斜。

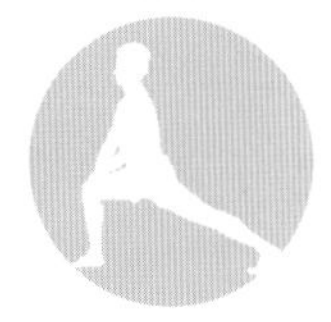

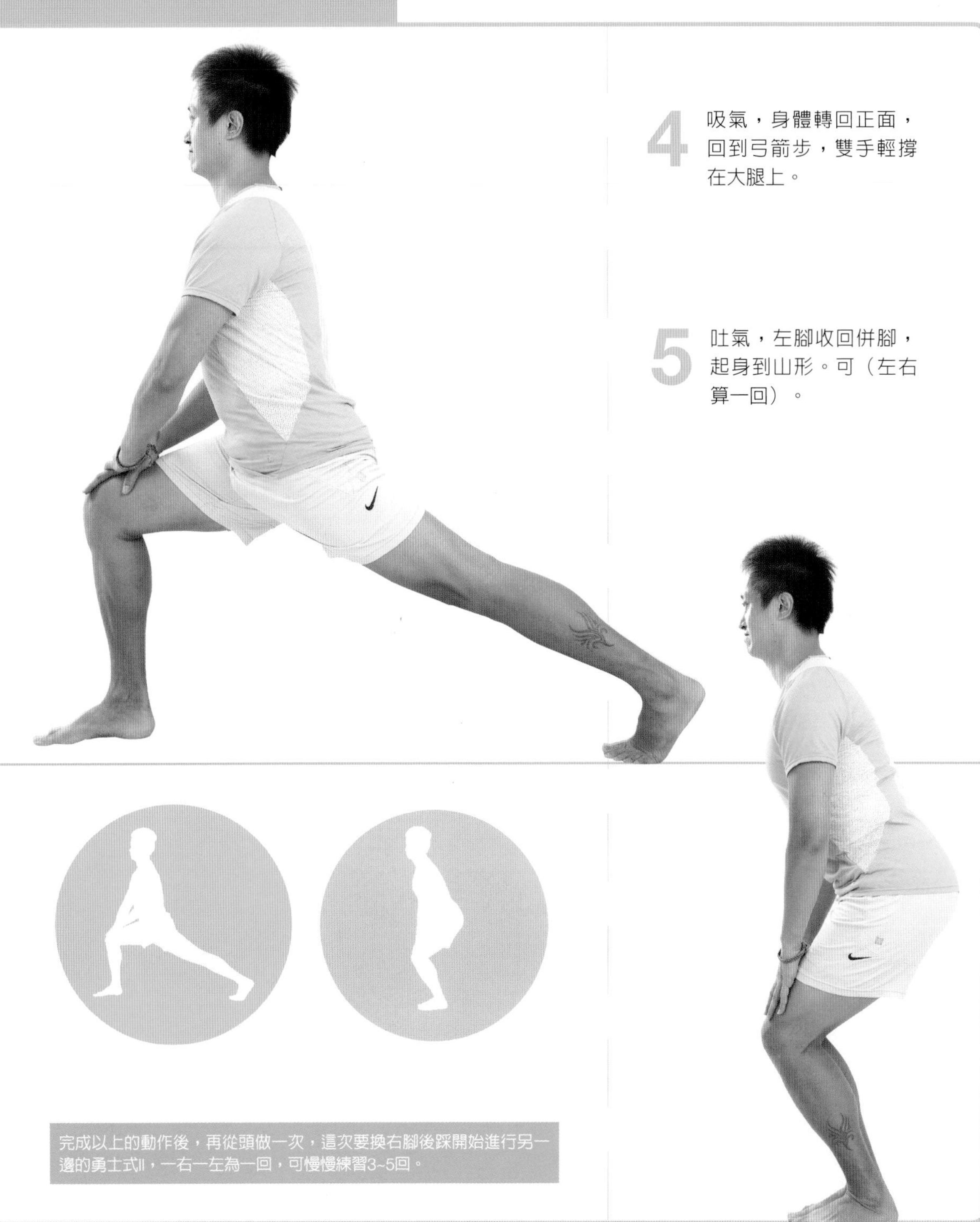

4 吸氣，身體轉回正面，回到弓箭步，雙手輕撐在大腿上。

5 吐氣，左腳收回併腳，起身到山形。可（左右算一回）。

完成以上的動作後，再從頭做一次，這次要換右腳後踩開始進行另一邊的勇士式II，一右一左為一回，可慢慢練習3~5回。

勇士式I

Virabhadrasana I

勇士式I Virabhadrasana I步驟圖：

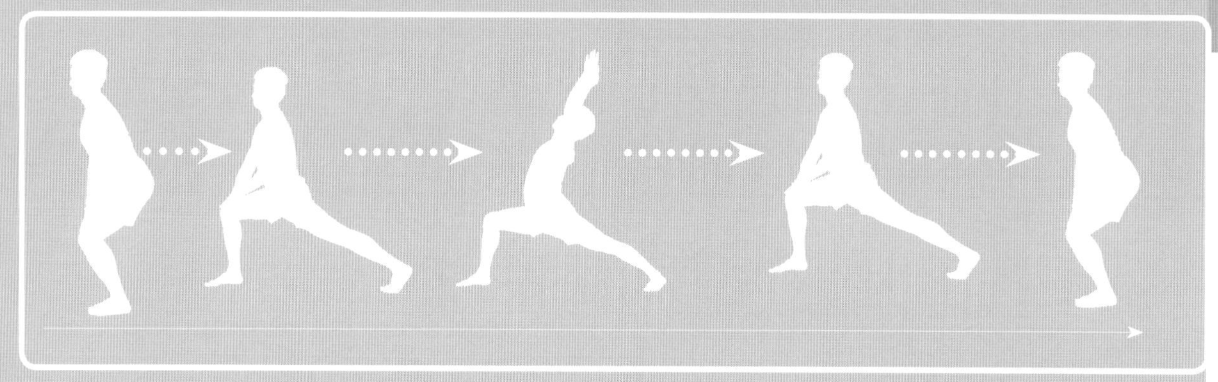

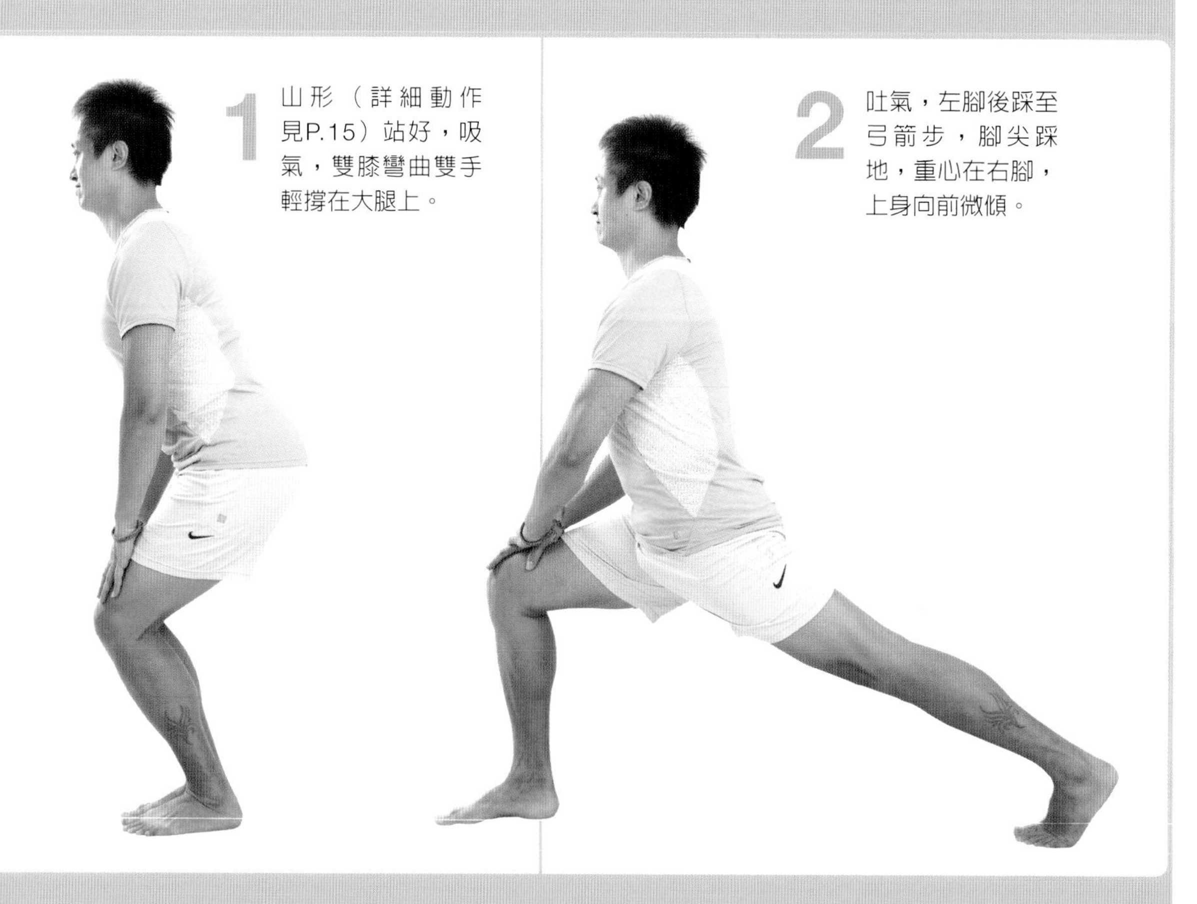

1 山形（詳細動作見P.15）站好，吸氣，雙膝彎曲雙手輕撐在大腿上。

2 吐氣，左腳後踩至弓箭步，腳尖踩地，重心在右腳，上身向前微傾。

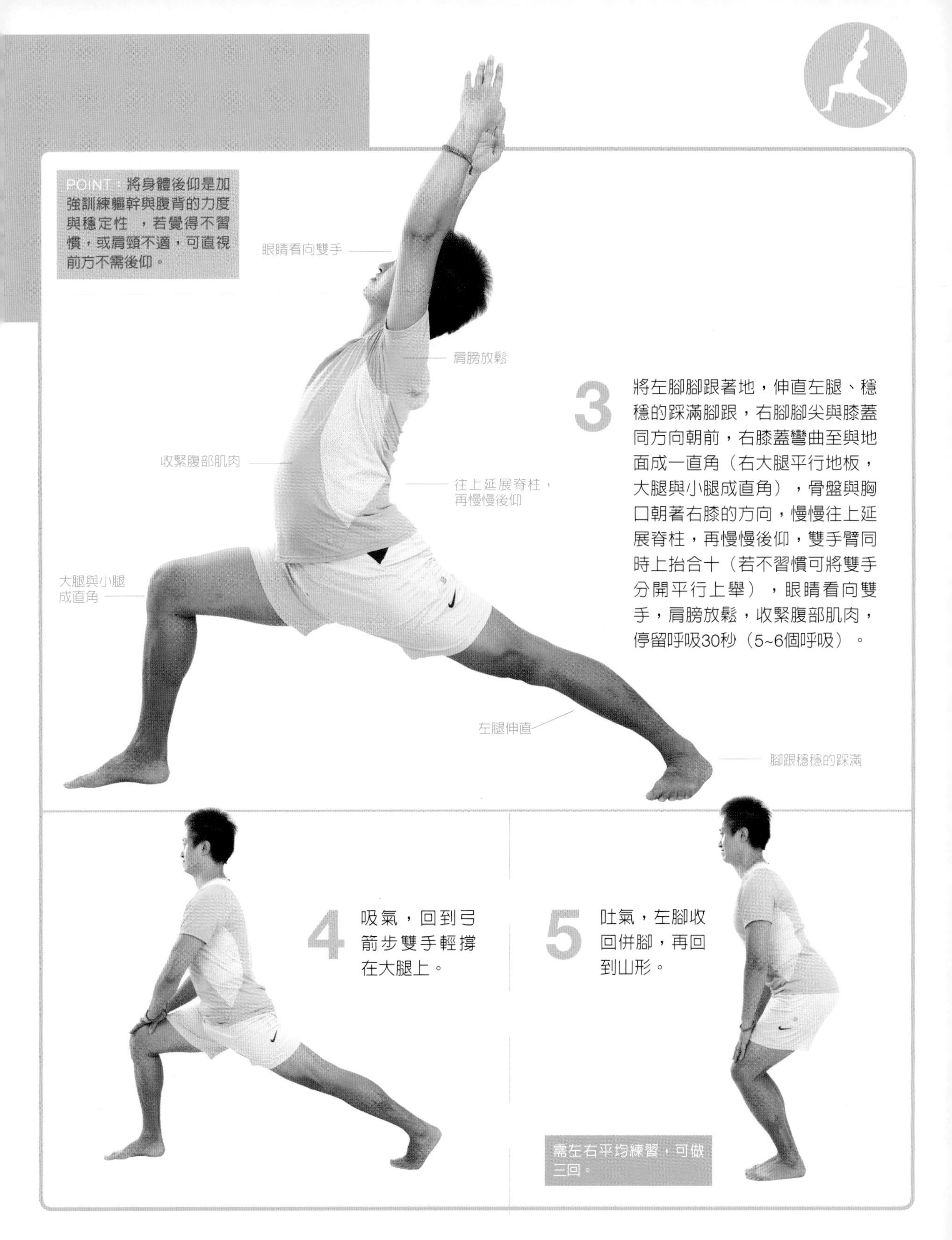

POINT：將身體後仰是加強訓練軀幹與腹背的力度與穩定性 ，若覺得不習慣，或肩頸不適，可直視前方不需後仰。

3 將左腳腳跟著地，伸直左腿、穩穩的踩滿腳跟，右腳腳尖與膝蓋同方向朝前，右膝蓋彎曲至與地面成一直角（右大腿平行地板，大腿與小腿成直角），骨盤與胸口朝著右膝的方向，慢慢往上延展脊柱，再慢慢後仰，雙手臂同時上抬合十（若不習慣可將雙手分開平行上舉），眼睛看向雙手，肩膀放鬆，收緊腹部肌肉，停留呼吸30秒（5~6個呼吸）。

4 吸氣，回到弓箭步雙手輕撐在大腿上。

5 吐氣，左腳收回併腳，再回到山形。

需左右平均練習，可做三回。

勇士式III

Virabhadrasana III

勇士式III Virabhadrasana III **步驟圖：**

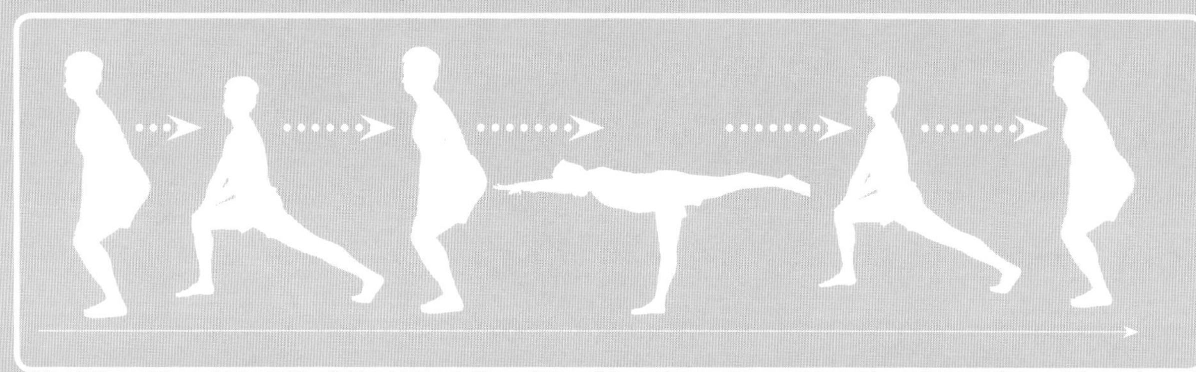

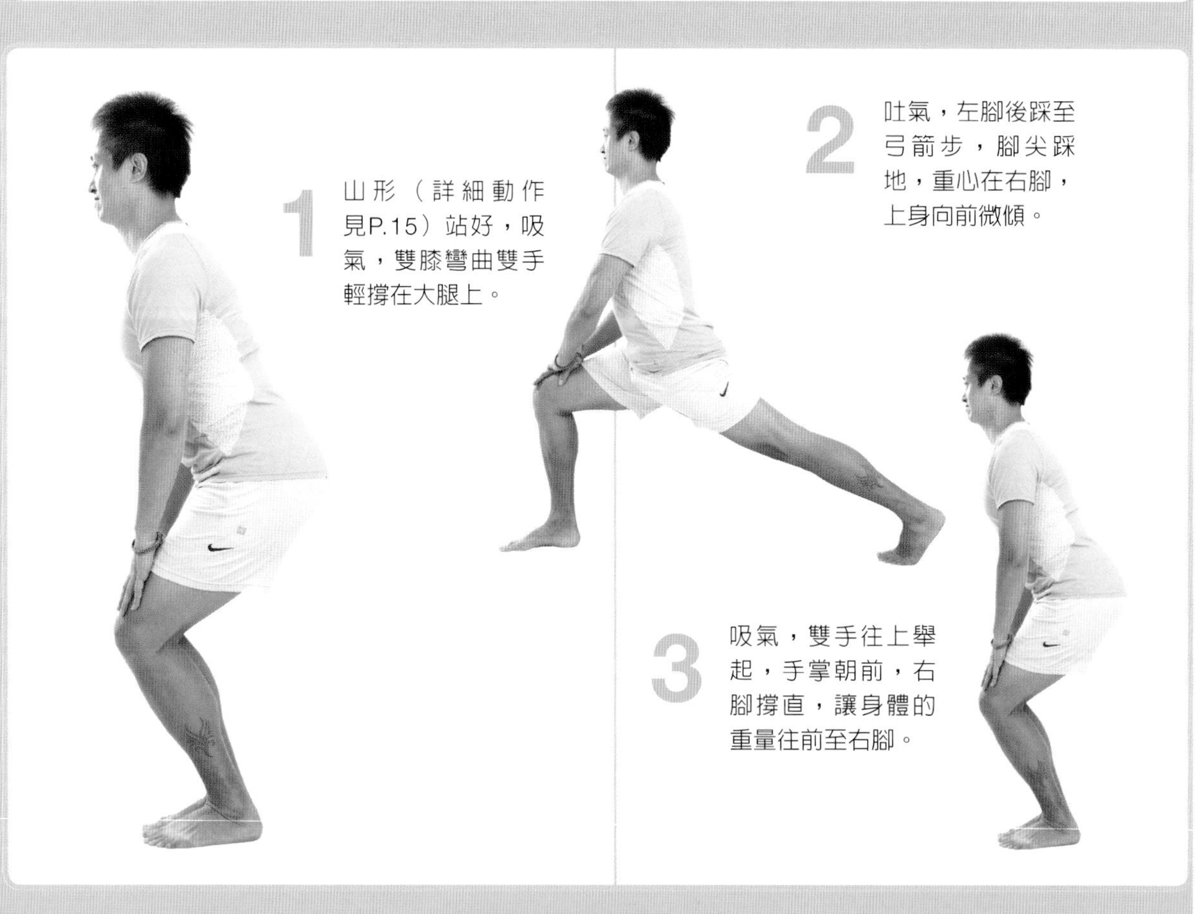

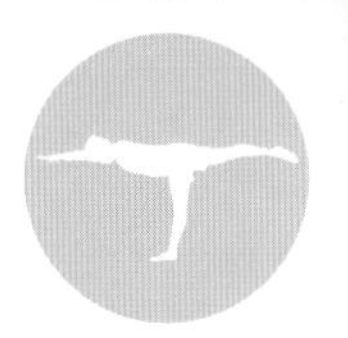

4 吐氣，上身緩緩前壓到與地板平行，左腿慢慢上抬至與地板平行，骨盤正對著地板，此時雙手是在耳朵兩旁筆直向前延伸、左腳向後延伸，重量放在右腳腳掌前端，形成一個T字型的單腳平衡，停留30秒（5~6個呼吸）。

雙手在耳朵旁
向前延伸
骨盤正對著地板
左腳向後延伸
上身與地板平行
右腿伸直

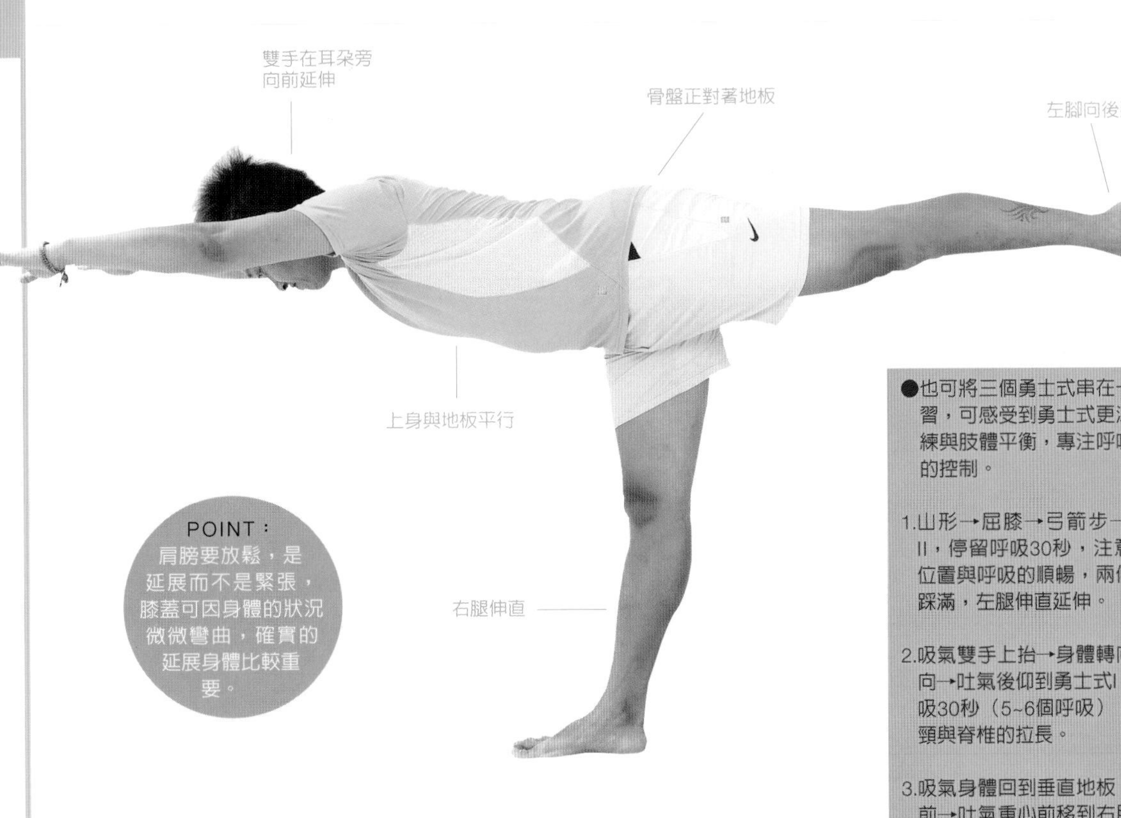

POINT：
肩膀要放鬆，是延展而不是緊張，膝蓋可因身體的狀況微微彎曲，確實的延展身體比較重要。

●也可將三個勇士式串在一起的練習，可感受到勇士式更深層的鍛練與肢體平衡，專注呼吸與身體的控制。

1.山形→屈膝→弓箭步→勇士式II，停留呼吸30秒，注意身體的位置與呼吸的順暢，兩個腳掌要踩滿，左腿伸直延伸。

2.吸氣雙手上抬→身體轉向右膝方向→吐氣後仰到勇士式I，停留呼吸30秒（5~6個呼吸），注意肩頸與脊椎的拉長。

3.吸氣身體回到垂直地板，掌心朝前→吐氣重心前移到右腳→勇士式III，停留呼吸30秒（5~6個呼吸）。

4.吸氣上身提起左腿收回併腳到山形→吐氣雙手合十在胸前→換邊從頭開始勇士式II、I、III。

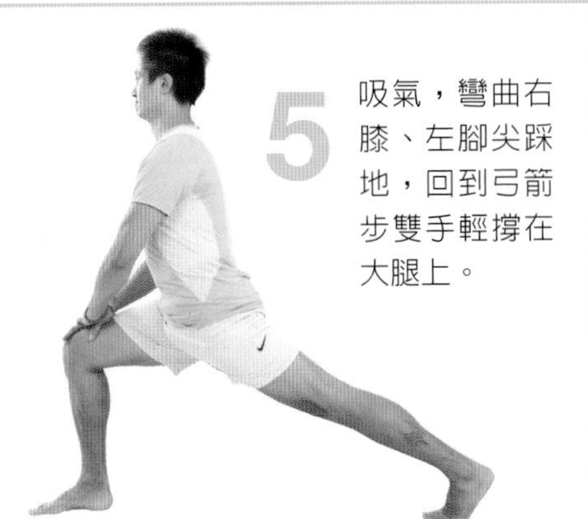

5 吸氣，彎曲右膝、左腳尖踩地，回到弓箭步雙手輕撐在大腿上。

6 吐氣，左腳收回併腳。可換邊開始，或回到山形再換邊。

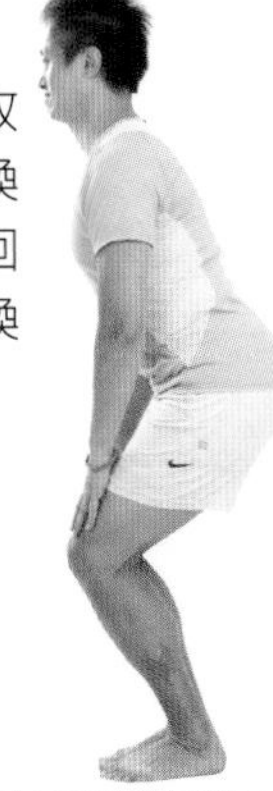

Blackie老師的叮嚀

勇士式是讓全身強壯與熱起來的式子，當然心臟不好或有血壓不穩定的人要小心練習，不要憋氣，停留時間可縮短。腳步要踩穩，若覺得痛或不穩定，放下來休息一下再練習。

樹式平衡

Vrksasana

Vrksa是梵文樹的意思，樹式平衡顧名思義就是要像棵樹一般向上延展（雙手）和向下扎根（單腳）。單腳平衡的體位是全身各部份相互協調的訓練，是身體內外在平衡的訓練。因為是單腳的站姿，可強化下肢的力度與軀幹的延展力，同時調整身體左右兩邊的對稱平衡。

樹式平衡是單腳站立平衡體位法中的開始，可學習到單腳站立的內在穩定與專注，更可感受到脊柱上下拉扯的延展力。

單腳平衡最重要的是將支撐的腿站穩，讓身體力量與內在的能量貫穿軀幹。但須注意左右兩邊時的次數與呼吸數須均等。左右邊均等實施後可實施對稱的反向動作，平衡放鬆身體，如站姿直腿前彎（P.24）、站姿金字塔（P.64）、兒童式（P. 114）與大休息（P. 112）等。

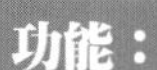

功能：

（1）強化與協調下肢肌肉。
（2）調整髖關節、膝關節、踝關節的排列與穩定性。
（3）強化身體穩定的肌力與延展力。
（4）強化與修飾手臂線條。

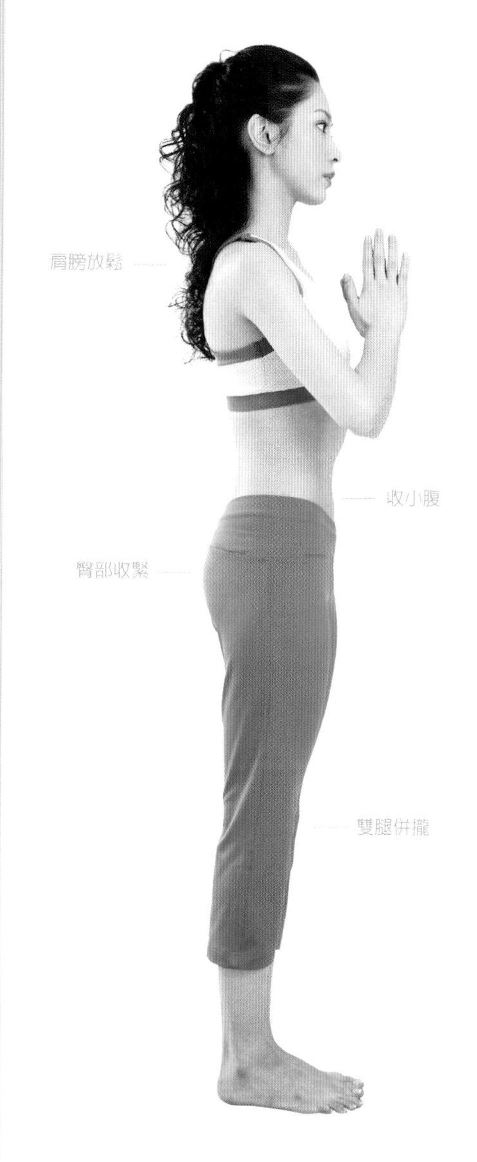

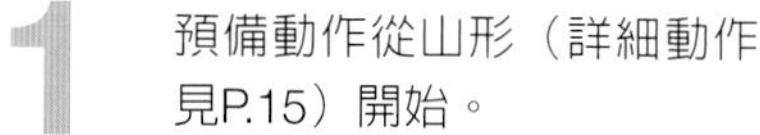

1 預備動作從山形（詳細動作見P.15）開始。

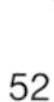

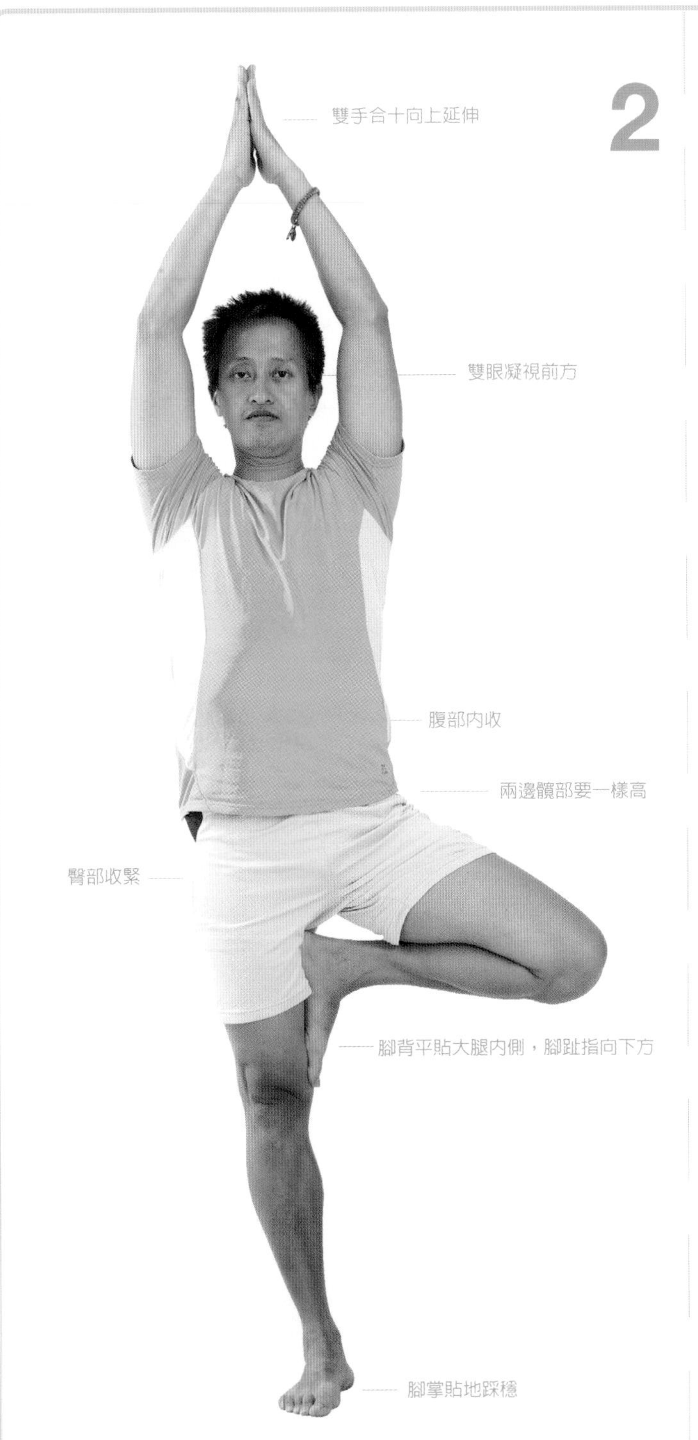

2

將身體重心移至右腳上，左腳彎曲，踩在右腳的大腿內側（可用手將腳拉高）。吸氣，將雙手由身旁打開向上合十。感受脊椎與身心的拓展，呼吸保持順暢。骨盤正朝前，膝蓋自然朝旁（不影響骨盤正朝前，盡量朝旁），雙眼凝視前方。

POINT：
注意兩邊髖部要一樣高，彎曲的左腳要朝後再打開些，膝蓋朝向正左方，從側邊看，身體是一條平行線。

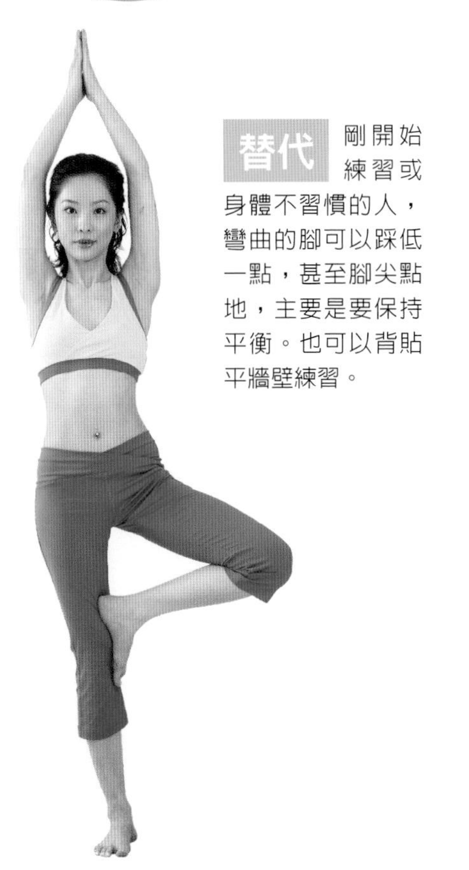

替代 剛開始練習或身體不習慣的人，彎曲的腳可以踩低一點，甚至腳尖點地，主要是要保持平衡。也可以背貼平牆壁練習。

樹式平衡

3 若身體更穩定可試著將雙手在胸前合十，骨盤正朝前，呼吸停留（30秒~兩分鐘皆可）。

POINT：
因為是停留的體位，須保持呼吸與身體的延展，收腹夾臀才能保持重心平衡不搖晃。若是不穩定可放下腳再重新開始，避免受傷。

雙眼凝視前方

雙手合十
向上延伸

腹部內收

兩邊髖部要一樣高

臀部收緊

腳背平貼大腿內側
腳趾指向下方

腳掌貼地踩穩

回復時吸氣雙手合十向上，回到山形。吐氣放下雙手，調息。進行另一邊的樹式平衡。

進階 想再加強身體穩定的力度，可將腳背放置於大腿根部做半蓮花式樹式平衡。腳跟盡量往上提，保持身體的延展與骨盤正朝前。

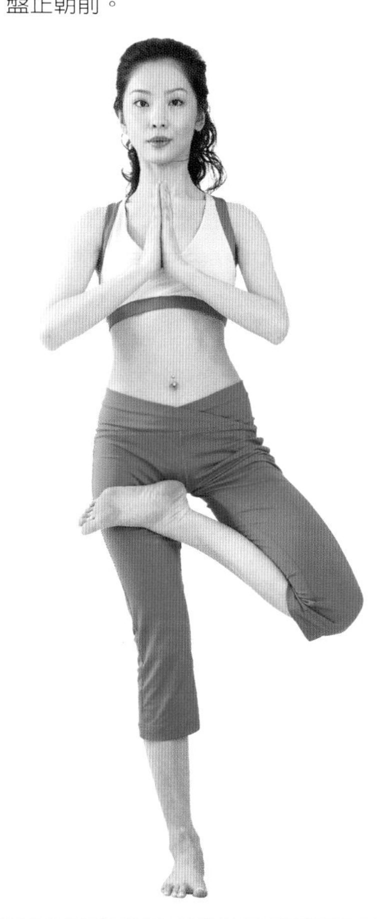

Blackie老師的叮嚀

1. 單腳平衡的體位較費力氣，要注意呼吸的順暢，全身延展開來，集中意識來穩定身心。有高血壓與心臟病的人須小心實施，感覺不適就放下腳來做大休息調適身心。
2. 當你已經掌握住樹式平衡的訣竅和享受到其中的舒暢後，建議你試著閉上眼睛練習，學習不受外在環境影響，從內在控制平衡。

鷹式平衡

Garudasana

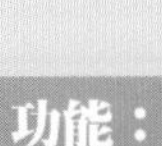

鷹是鳥中之王，也就是力量與自信的象徵。鷹式平衡除了有單腳平衡強化身體與下肢關節的效果，更可訓練專注力的集中。
鷹式平衡可以調整肩關節與髖關節的線條。因為有肢體交纏的姿勢，若是不習慣做不需勉強，慢慢的練習。

功能：
（1）骨盤集中，強化下腹腔肌力。
（2）提昇消化系統的循環作用。
（3）身體上下左右的對稱與協調。
（4）修飾手臂與腰背部的線條。
（5）集中意識，穩定心緒。

1 預備動作從山形（詳細動作見P.15）開始。

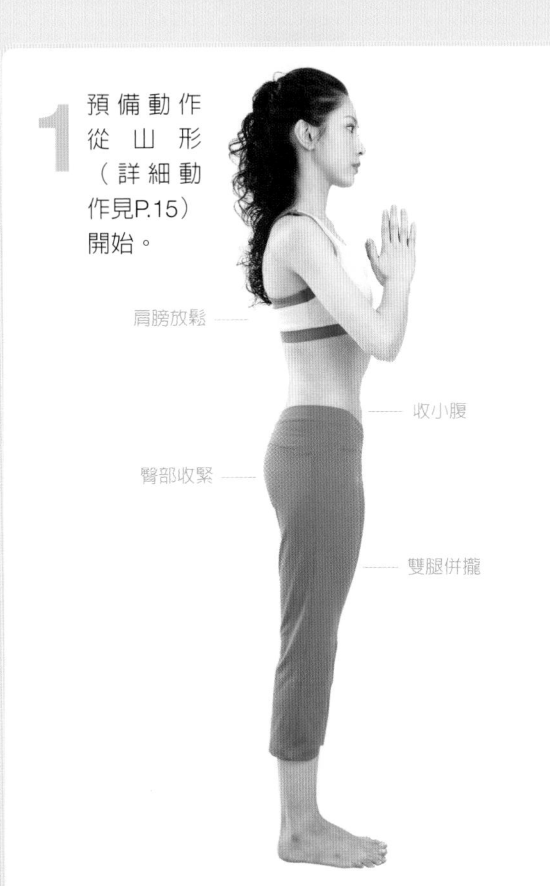

2 彎曲雙膝。

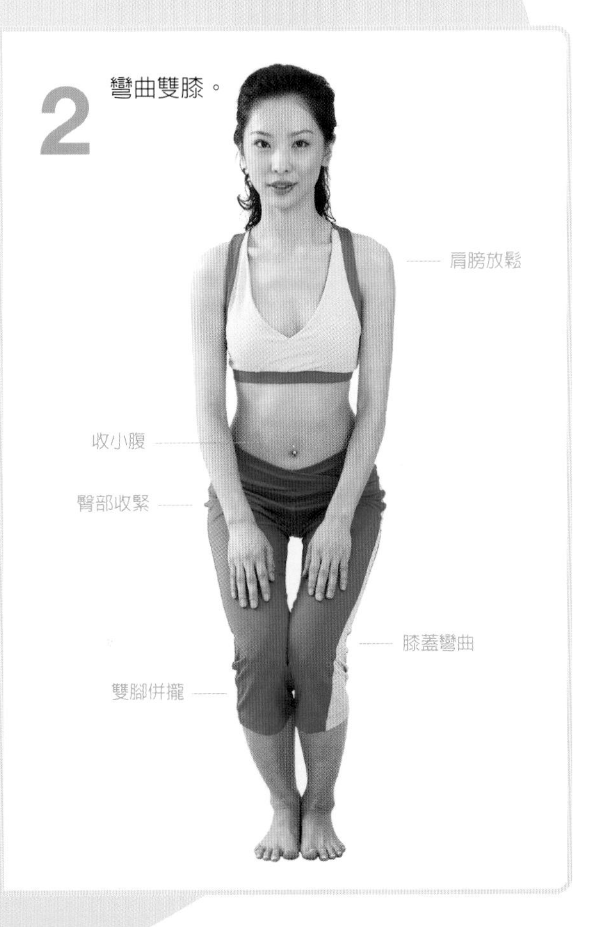

鷹式平衡

3 將重心移到右腳，左腿跨過右腿小腿交纏，左右膝蓋貼在一起交疊，讓左腳腳背勾住右小腿後側。骨盤正朝前，不要歪斜。上背挺直延展脊柱，肩膀放鬆。

4 雙手往前伸出，因為是左腿跨過右腿，所以右手在下左手在上。

5 將手肘彎曲相疊。

6 左右手掌心相對。

肩膀放鬆
收小腹
臀部收緊
膝蓋彎曲
貼在一起
左腳腳背
勾住右小腿後側
腳掌貼地踩穩

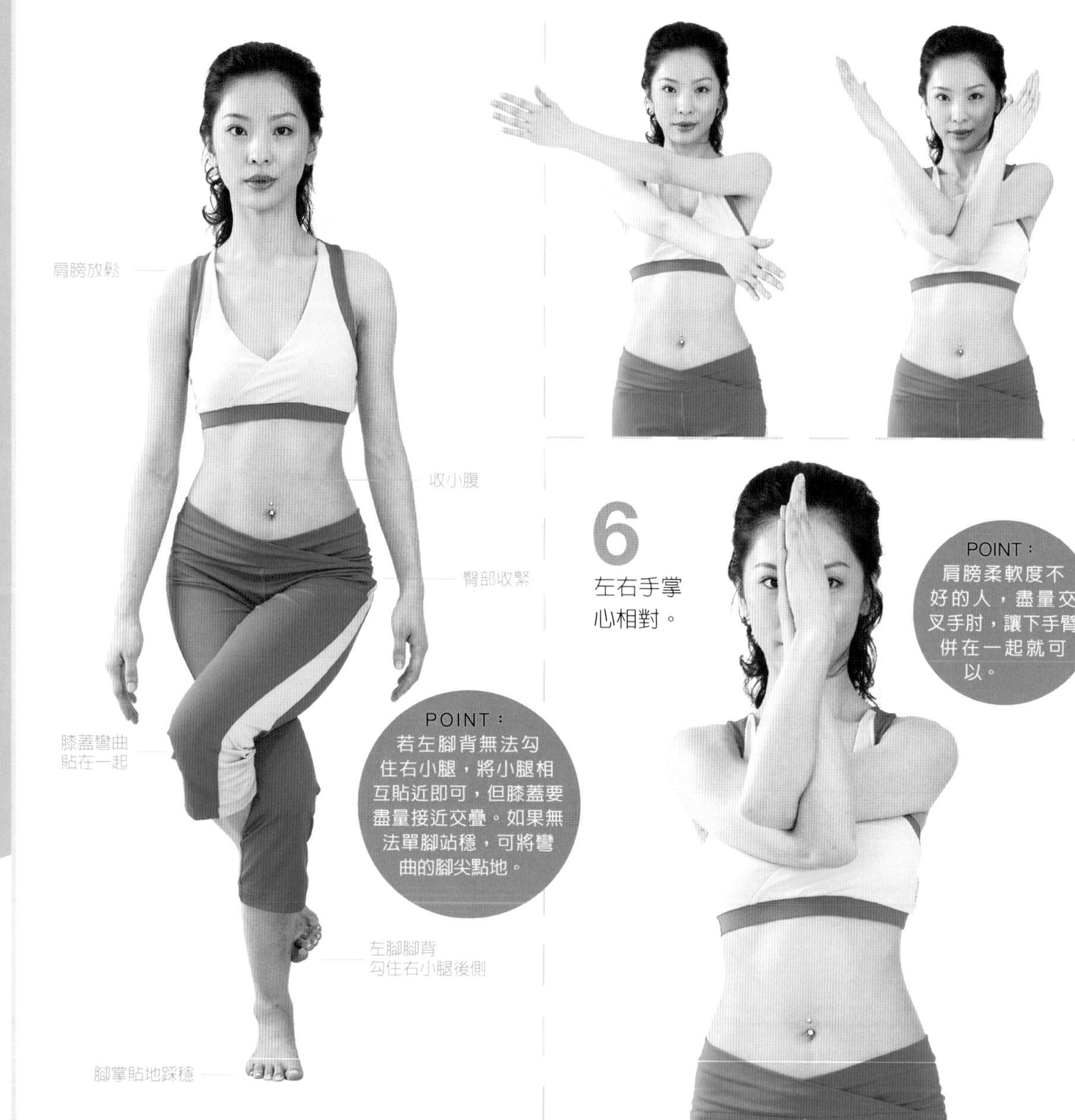

POINT：若左腳背無法勾住右小腿，將小腿相互貼近即可，但膝蓋要盡量接近交疊。如果無法單腳站穩，可將彎曲的腳尖點地。

POINT：肩膀柔軟度不好的人，盡量交叉手肘，讓下手臂併在一起就可以。

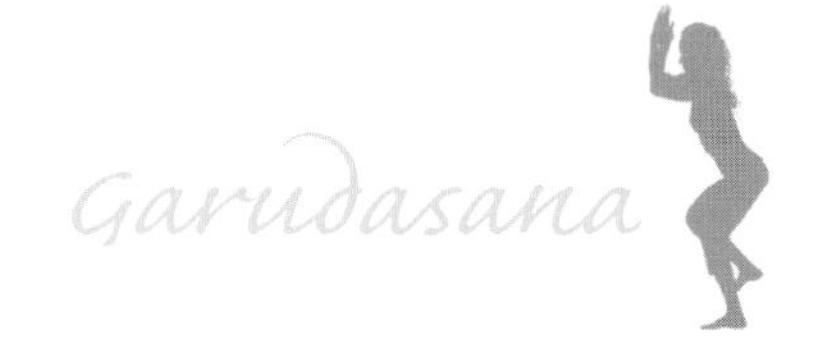

7 保持肩膀放鬆，挺直背脊，雙眼凝視前方，集中意識延展脊椎。呼吸，停留在鷹式平衡約30秒～2分鐘。

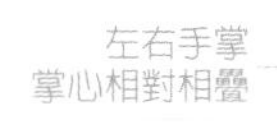

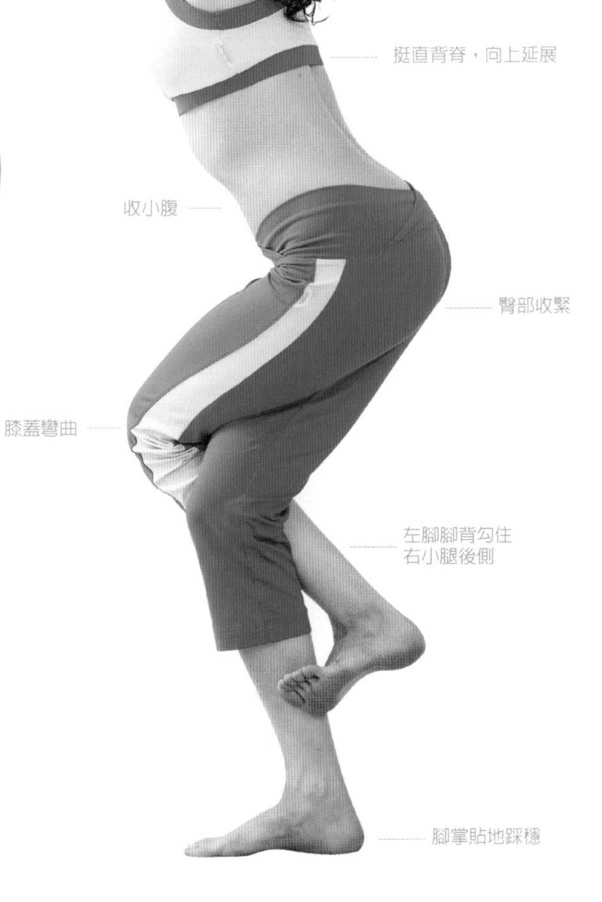

POINT：
需保持呼吸與身體的延展，腳掌往下踩穩，脊椎向上拉長才能保持重心平衡。若是不穩定可放下再重新開始，避免受傷。

8 回復時解開雙手與雙腿，回到併腳屈膝的姿勢。

回復時吸氣回到山形。調息。進行另一邊的鷹式平衡。

Blackie老師的叮嚀

1. 鷹式平衡是左右兩邊的體位法，需對稱練習，不要急，慢慢的加長停留時間與呼吸次數。
2. 不穩定時請一定要放鬆調整好再開始練習。因為是單腳平衡的體位，故較為用力，小心不要勉強致使身體緊張，保持平穩的心緒。

站姿單腳弓式

Natarajasana

這個動作做起來就像個舞者，中文也有翻成「舞蹈式」，而Natarajas也是梵文舞蹈之王的意思。單腳弓式是單腿站立的平衡動作，可強化調整下肢的力度與關節，更可強化修飾手臂與軀幹的線條。也是後仰動作之一，可使身體（尤其是腰背部的力量與韌性）柔軟而有力，緊實腹部，使腰腹線條明顯。

功能：

（1）修飾手臂、腰部、臀部、大腿的線條。
（2）打開心胸，對事物有正向的想法。
（3）增強軀幹的支撐力。

1

預備動作：併腿 從山形（詳細動作見P.15）開始。

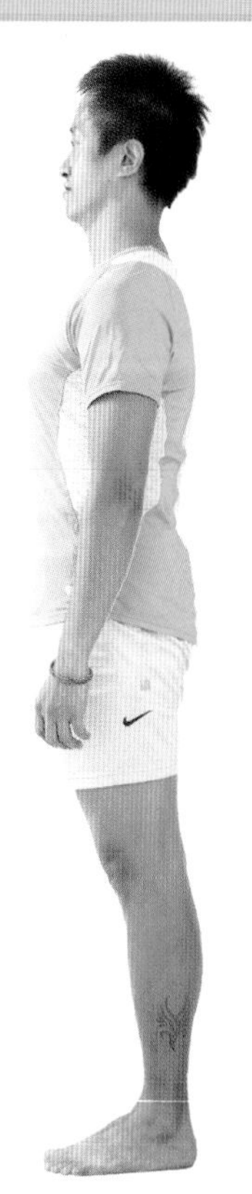

2

將重心移至右腳，左腳後彎膝蓋朝下，左手手指朝向外側，反手握住左腳踝關節，右手慢慢往上延伸，左膝朝地板，骨盤與肩膀正朝前，雙眼凝視前方。

POINT：
手要握到腳踝關節，不要握住腳尖，否則會拉扯到小腿前方的肌肉。

右手向上延伸伸直
肩膀放鬆
收小腹
臀部收緊
反手握住
左腳踝關節
腳掌貼地踩穩

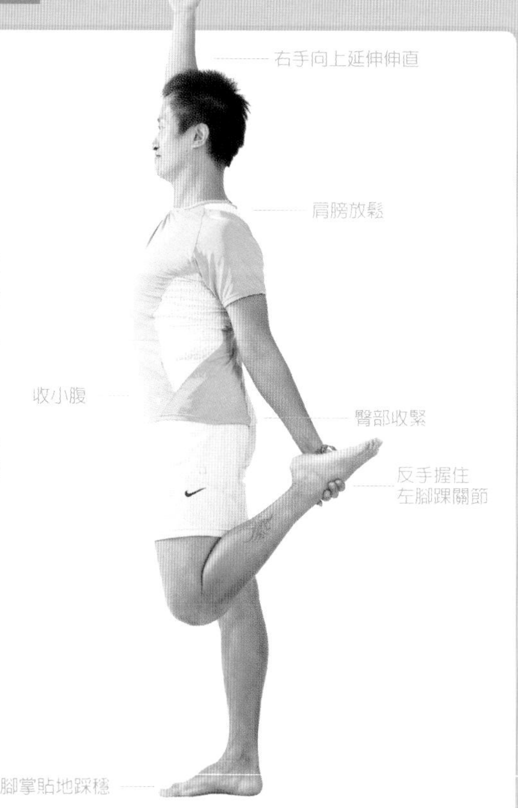

右手向上延伸
肩膀放鬆
左手伸直
反手握住左腳踝關節
臀部收緊
收小腹
腳掌貼地踩穩

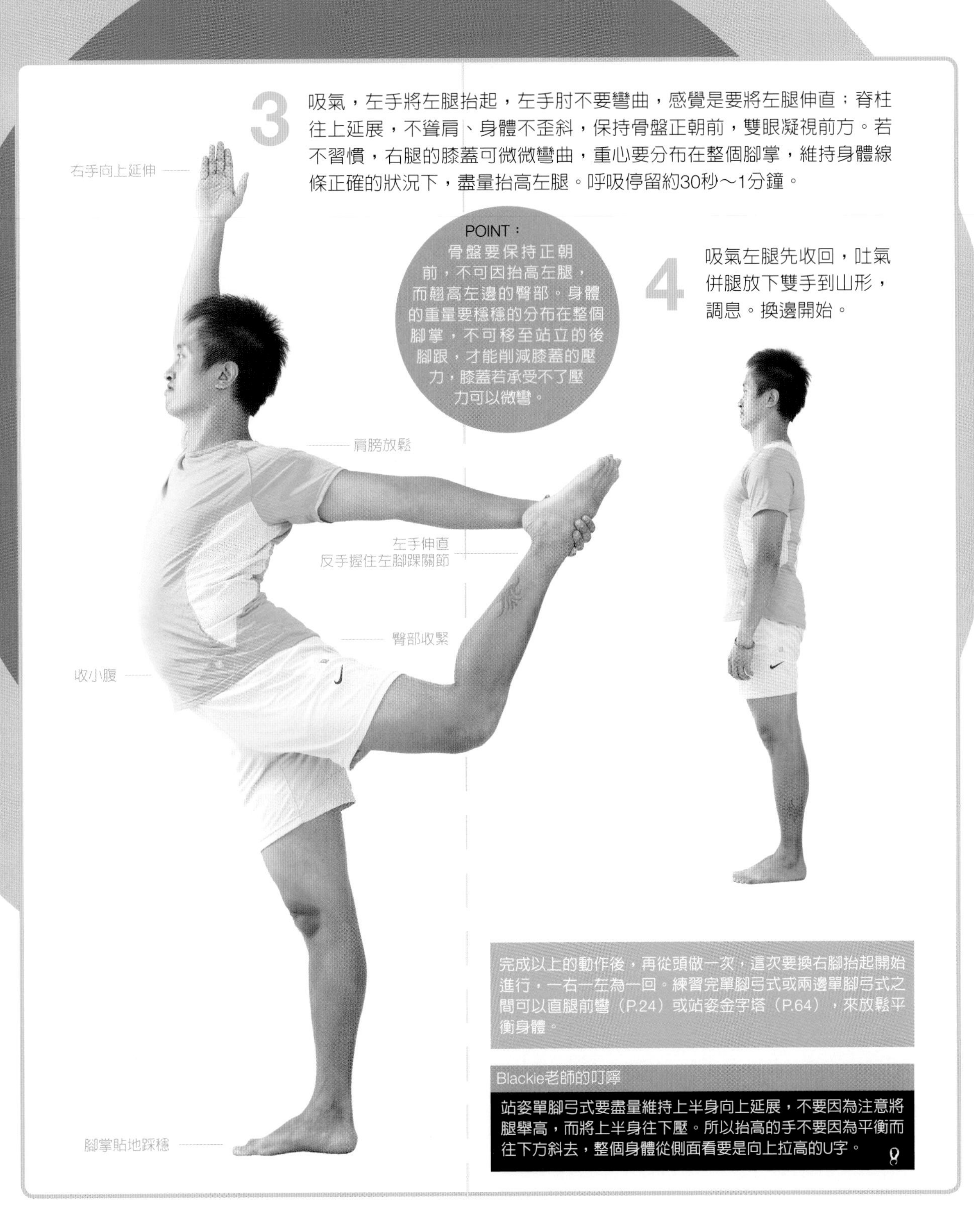

3 吸氣，左手將左腿抬起，左手肘不要彎曲，感覺是要將左腿伸直；脊柱往上延展，不聳肩、身體不歪斜，保持骨盤正朝前，雙眼凝視前方。若不習慣，右腿的膝蓋可微微彎曲，重心要分布在整個腳掌，維持身體線條正確的狀況下，盡量抬高左腿。呼吸停留約30秒～1分鐘。

POINT：
骨盤要保持正朝前，不可因抬高左腿，而翹高左邊的臀部。身體的重量要穩穩的分布在整個腳掌，不可移至站立的後腳跟，才能削減膝蓋的壓力，膝蓋若承受不了壓力可以微彎。

4 吸氣左腿先收回，吐氣併腿放下雙手到山形，調息。換邊開始。

完成以上的動作後，再從頭做一次，這次要換右腳抬起開始進行，一右一左為一回。練習完單腳弓式或兩邊單腳弓式之間可以直腿前彎（P.24）或站姿金字塔（P.64），來放鬆平衡身體。

Blackie老師的叮嚀

站姿單腳弓式要盡量維持上半身向上延展，不要因為注意將腿舉高，而將上半身往下壓。所以抬高的手不要因為平衡而往下方斜去，整個身體從側面看要是向上拉高的U字。

拾腳趾式

Utthita Hasta Padangusthasana

Utthita 是梵文的伸展，Hasta是手，Padangustha則是大腳趾，意思就是以手拾起腳趾。拾腳趾式又稱為平衡式，是單腳平衡體位法中較費力，也是強化身體協調與固定軀幹力度的體位法。除了身體力度的訓練，更可加強柔軟度與力度協調的動作，勤加練習可專一心思，穩定心緒，增加自信心與毅力。

功能：

（1） 腿部肌力與柔軟度的平衡訓練。
（2） 增強身體延展的支撐力。
（3） 穩定的專注力，增加自信心與毅力。

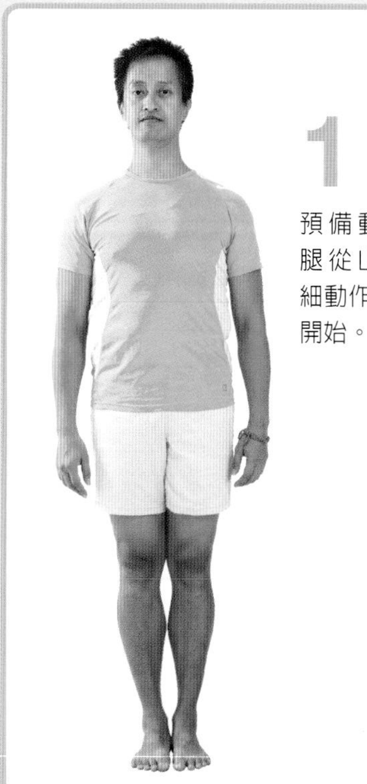

1

預備動作：併腿從山形（詳細動作見P.15）開始。

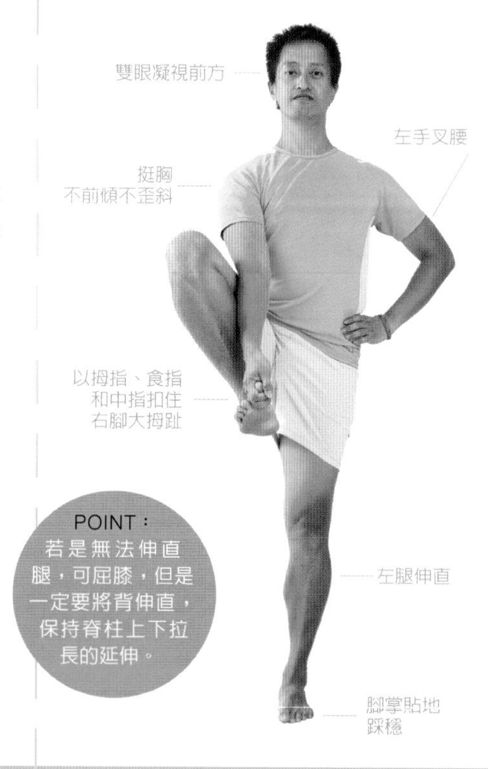

2

將重心移至左腳，提起右膝，用右手的大拇指、食指、中指扣住右腳的大拇趾，左手叉腰。雙眼凝視前方，整個身體正朝前不要歪斜，挺胸，保持脊柱上下拉長的延伸。伸直支撐的左腿，如果不習慣三指扣住腳趾，也可用手握住腳板。

POINT：
若是無法伸直腿，可屈膝，但是一定要將背伸直，保持脊柱上下拉長的延伸。

雙眼凝視前方
以拇指、食指
和中指扣住
右腳大拇趾
挺胸
不前傾不歪斜
左手叉腰
右腿伸直
左腿伸直
腳掌貼地踩穩
雙眼凝視前方
以拇指、食指和
中指扣住右腳大拇趾
挺胸，不前傾不歪斜
左手叉腰
右腿伸直
左腿伸直
腳掌貼地踩穩

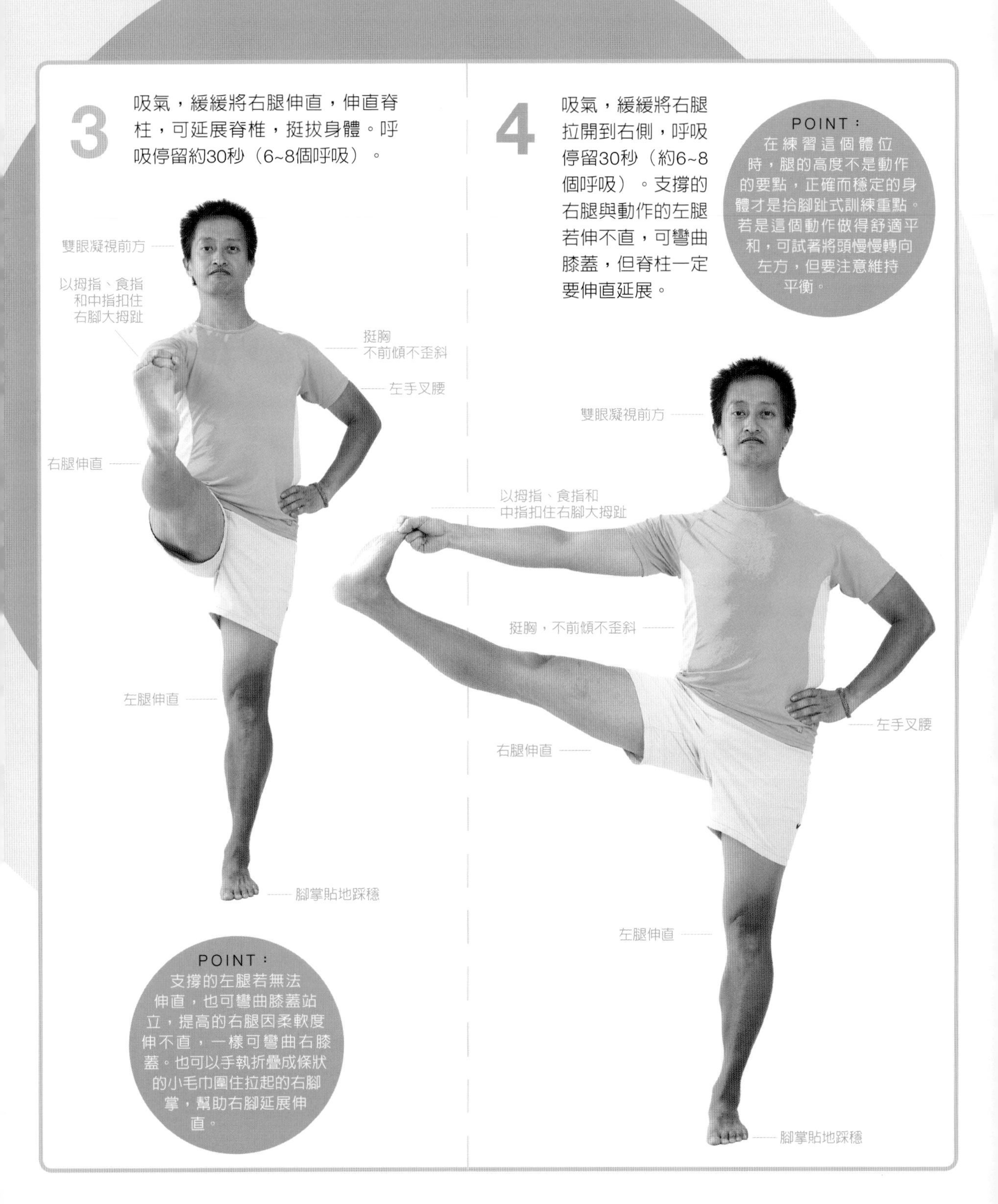

3 吸氣，緩緩將右腿伸直，伸直脊柱，可延展脊椎，挺拔身體。呼吸停留約30秒（6~8個呼吸）。

POINT：
支撐的左腿若無法伸直，也可彎曲膝蓋站立，提高的右腿因柔軟度伸不直，一樣可彎曲右膝蓋。也可以手執折疊成條狀的小毛巾圍住拉起的右腳掌，幫助右腳延展伸直。

4 吸氣，緩緩將右腿拉開到右側，呼吸停留30秒（約6~8個呼吸）。支撐的右腿與動作的左腿若伸不直，可彎曲膝蓋，但脊柱一定要伸直延展。

POINT：
在練習這個體位時，腿的高度不是動作的要點，正確而穩定的身體才是拾腳趾式訓練重點。若是這個動作做得舒適平和，可試著將頭慢慢轉向左方，但要注意維持平衡。

拾腳趾式

Utthita Hasta Padangusthasana

5 回復時先吸氣回到腳朝前的姿勢，可在此稍作呼吸停留。

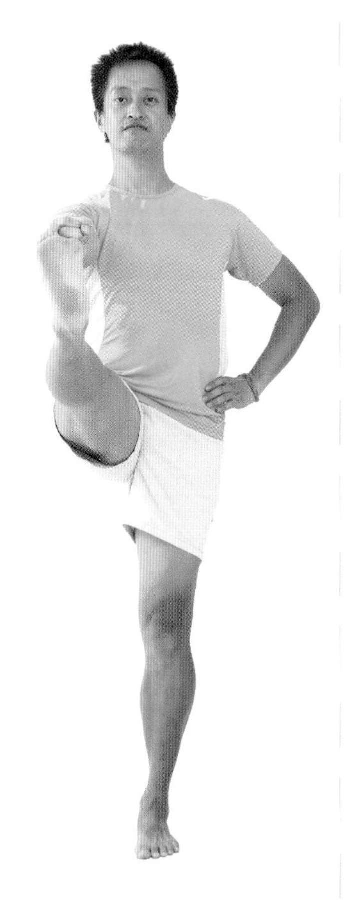

6 彎曲右膝，手環扣住腳趾。

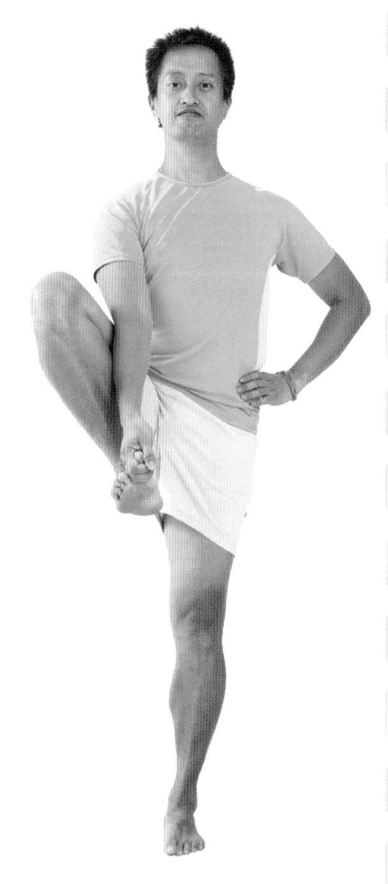

7 回到山形。整個過程中都要保持脊柱的伸直延展。

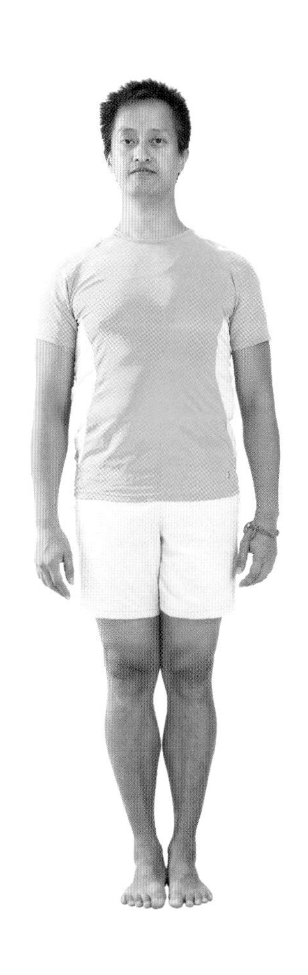

完成以上的動作後，再從頭做一次，這次要換左腳開始進行，一右一左為一回，可慢慢的加到做三回。

Blackie老師的叮嚀

因拾腳趾式的穩定力度的挑戰較大，所以順暢的呼吸可加深身體穩定性。腿部動作是為開展寬關節的活動度，要保持骨盤正朝前，不要歪斜（臀部兩邊要在一條橫線上平行地板，不要兩邊高低不一致）。

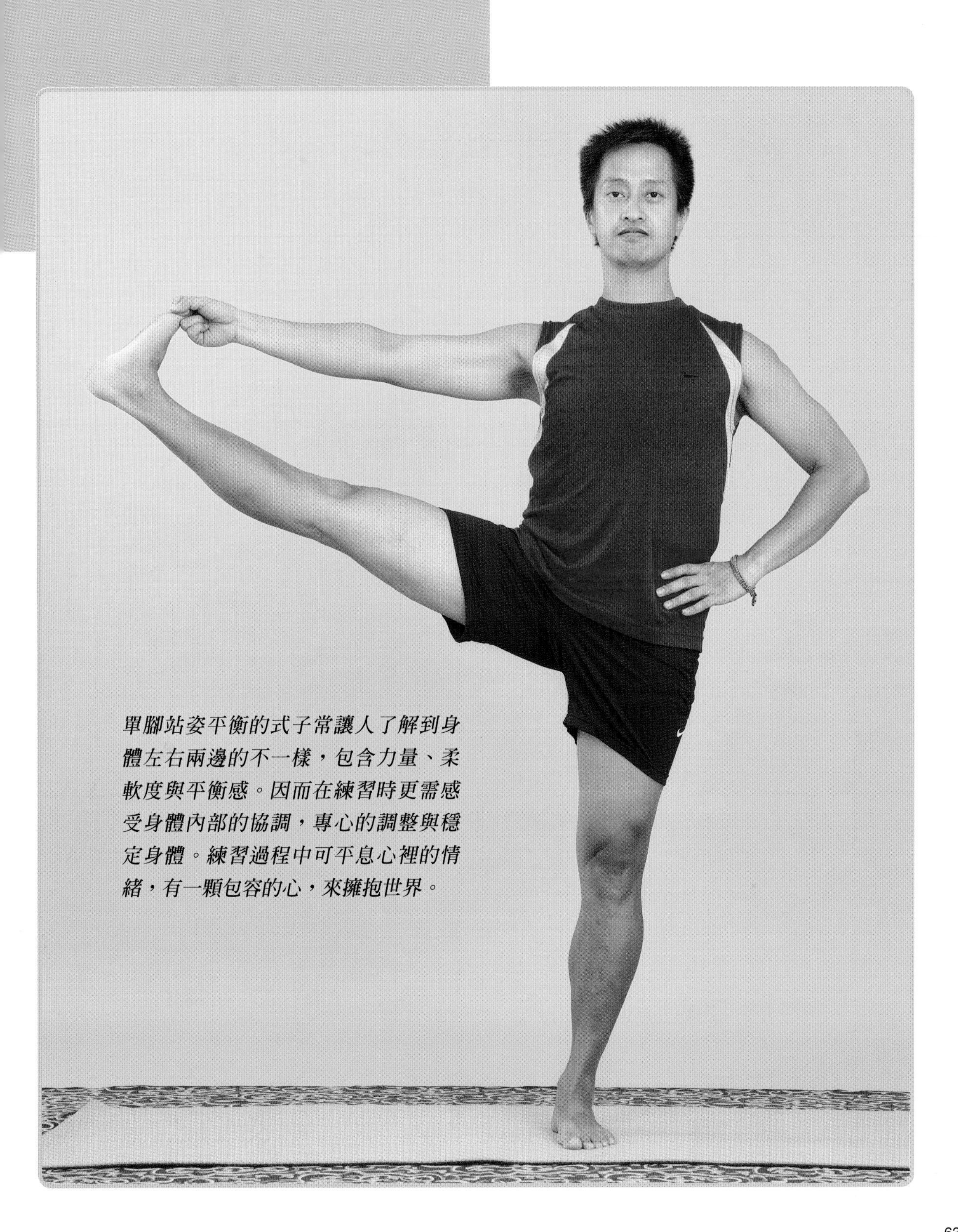

單腳站姿平衡的式子常讓人了解到身體左右兩邊的不一樣，包含力量、柔軟度與平衡感。因而在練習時更需感受身體內部的協調，專心的調整與穩定身體。練習過程中可平息心裡的情緒，有一顆包容的心，來擁抱世界。

站姿金字塔

Prasarita Padottanasana

站姿金字塔又叫做分腿前彎，prasarita是梵文的張開、舒展，pada 是腳的意思。這是直腿前彎的變化，除了腿後與臀部的伸展，更加上大腿內側與髖關節的伸展。由於是頭向下身體深度的前彎，刺激血液循環，可使精神清澈，安定心神。

站姿金字塔是一個中性的姿勢，站姿體位法有左右邊的姿勢（如勇士式、三角伸展式），可練習完左右邊再以站姿金字塔為平衡身體兩側的練習，使肩頸與腰背的肌肉左右對稱，因此可提昇睡眠品質。與直腿前彎一樣可藉由呼吸的配合，有效的活動腹腔的器官，尤其是消化系統的強化。由於頭低於心臟，所以有心血管疾病與高血壓基病者須小心。站姿金字塔也是倒立體位的預備動作之一，可增加信心與專注力。

功能：

（1）調整骨盤、膝蓋、踝關節的對稱與平整。
（2）有效的伸展大腿後側與背部肌群。
（3）循環肢體末梢的伸經與血管。
（4）肩頸的放鬆與調整。
（4）開展身心，增強專注力與信心。

站姿金字塔步驟圖：

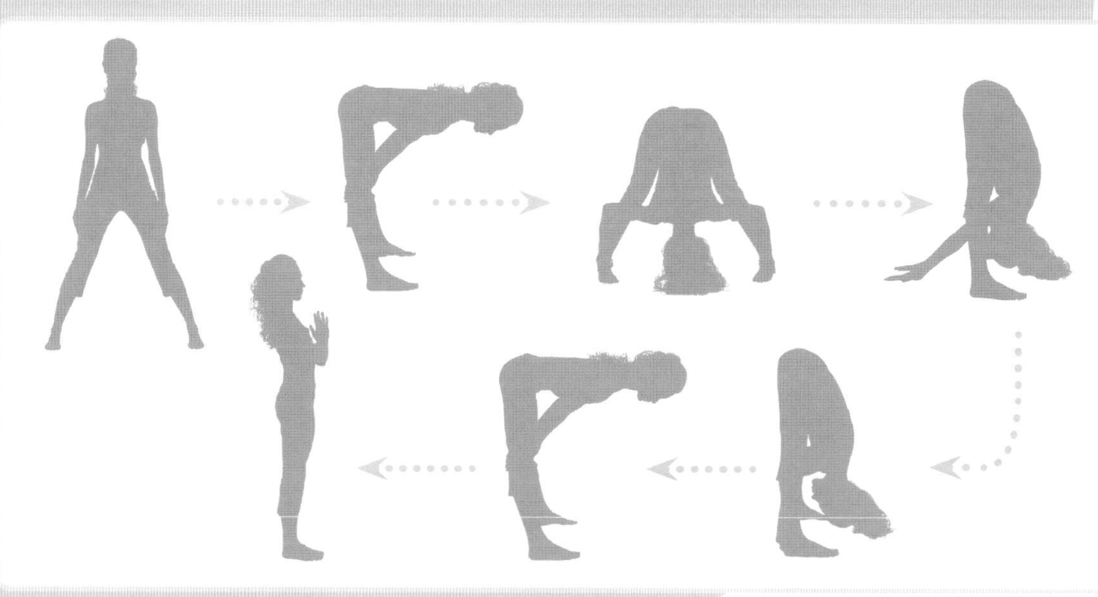

1 吸氣，雙腳分開比肩膀略寬站立，腳尖（第二根腳趾頭）與膝蓋同方向朝前，雙手置於大腿兩側。

注視前方
下巴平行地板
挺胸
肩膀放鬆
腹部收緊
臀部收緊
膝蓋朝前
雙腿伸直
第二根腳趾朝前
POINT：
在練瑜珈基礎站姿時要注意到「腳指朝前」的重點，可觀察自己的第二根腳趾頭與膝蓋是否都朝向前方，也可以觀察大姆趾內側與後腳跟內側是否平行。

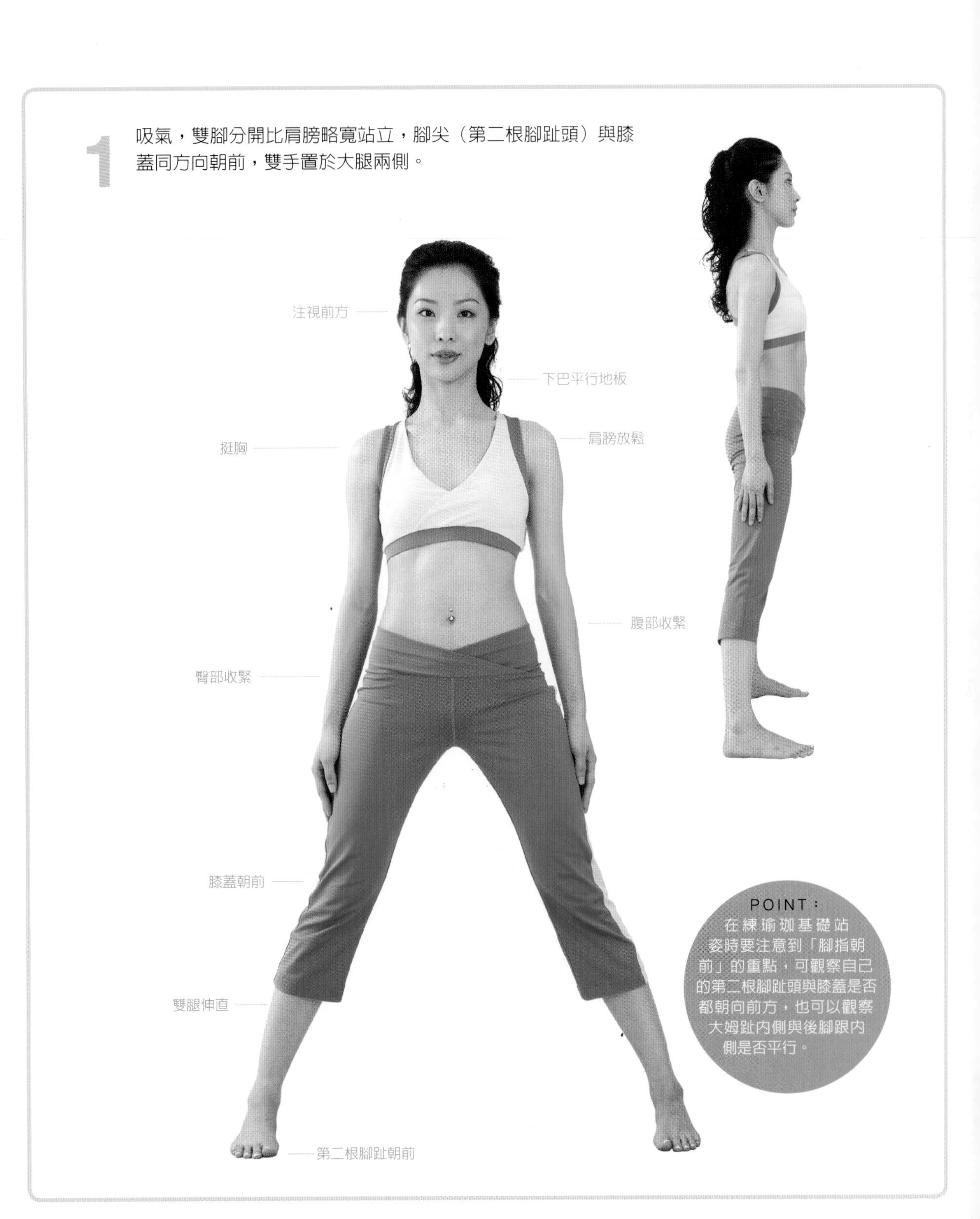

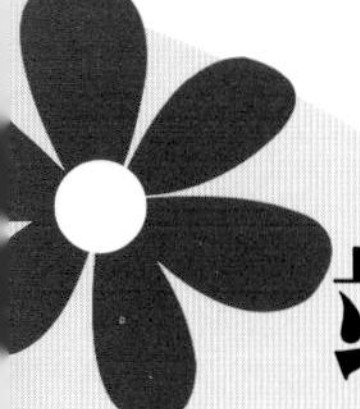

站姿金字塔

2 吐氣，上半身由由髖關節往前彎，保持上背向前延展，雙手順著大腿下滑到小腿肚或腳跟。

POINT：
重心要平均分攤在雙腳，不要往後踩在後腳跟（讓雙腿肌肉平衡伸張，消除膝蓋窩的壓力）。

3 放鬆肩、頸、頭，頭頂順著身體重量朝下，直到頭頂朝向地面，呼吸停留約30秒。若想將身體更靠近腿，兩手肘要向旁拉撐，小心不要聳肩。

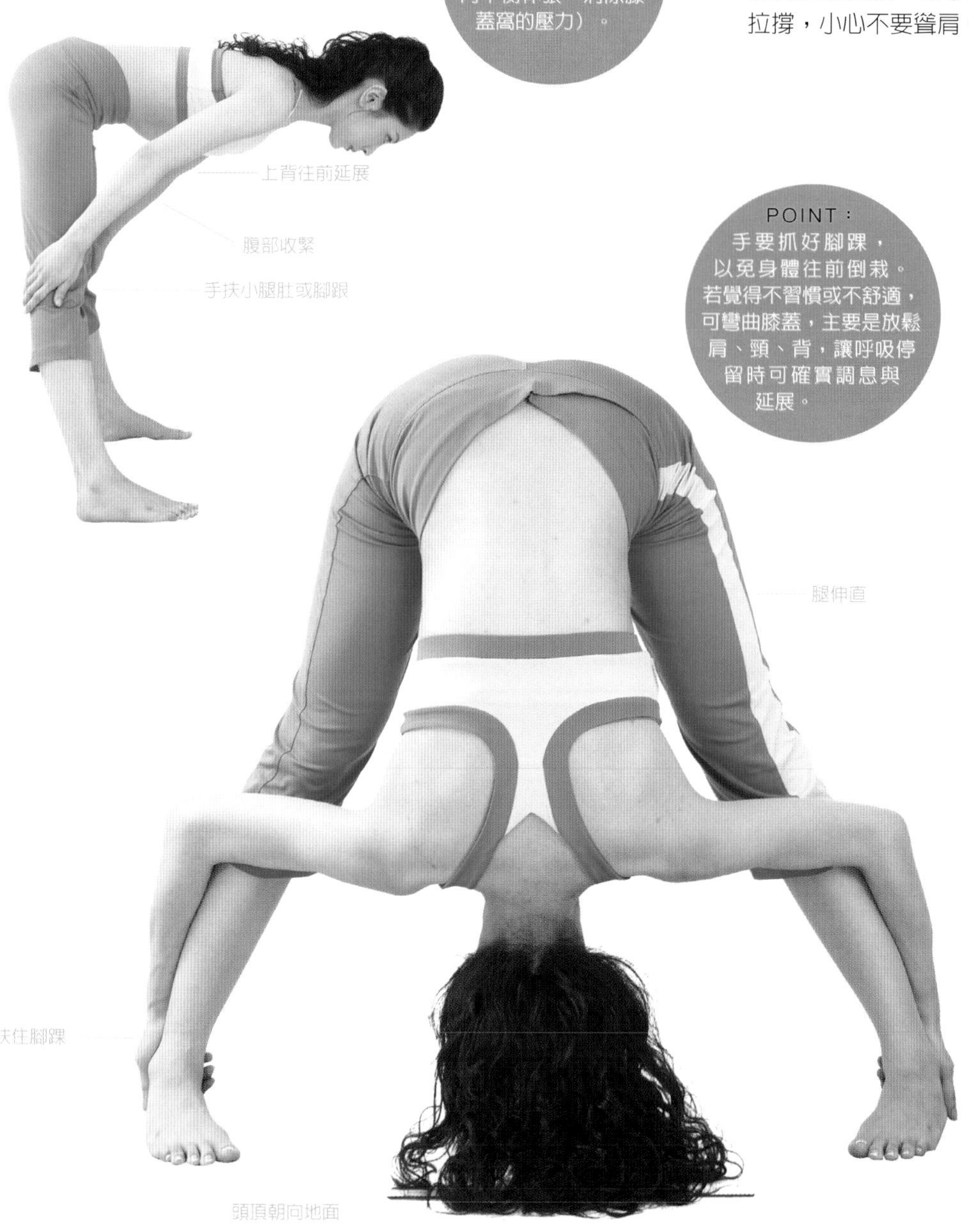

POINT：
手要抓好腳踝，以免身體往前倒栽。若覺得不習慣或不舒適，可彎曲膝蓋，主要是放鬆肩、頸、背，讓呼吸停留時可確實調息與延展。

4

如已習慣手扶腳跟的姿勢，可慢慢將雙手手掌放在地上，手指朝著身體後方延展，注意穩定身體的重心，呼吸停留。

腿伸直
POINT：
手指朝著後方延展可讓上半身更貼近大腿，加強身體的穩定性與柔軟度。
頭頂朝向地面
手指朝著後方延展
手掌放在地上

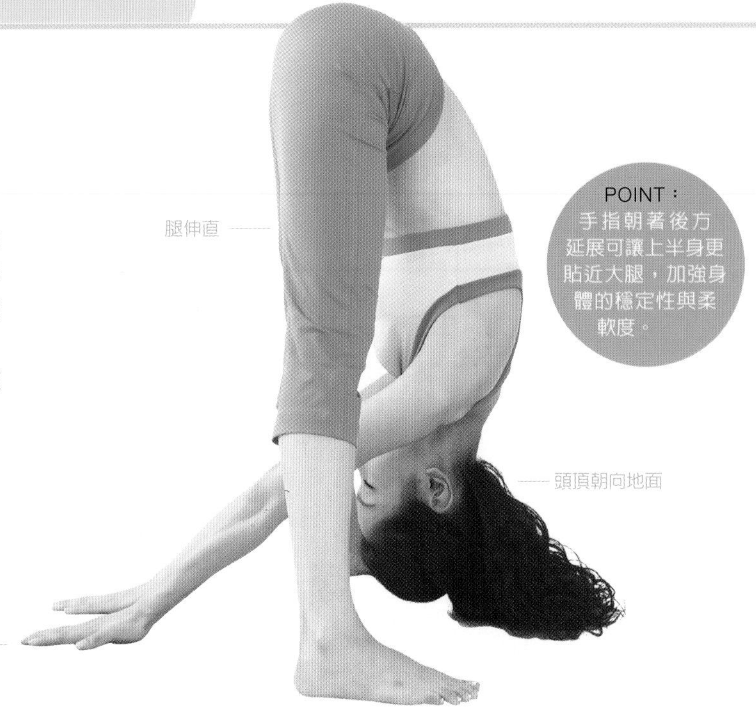

5

起身時先將雙手放至腳後跟，吸氣延展脊柱手順著腿，回到預備位置，再併腳到山形（詳細動作見P.15）調息。

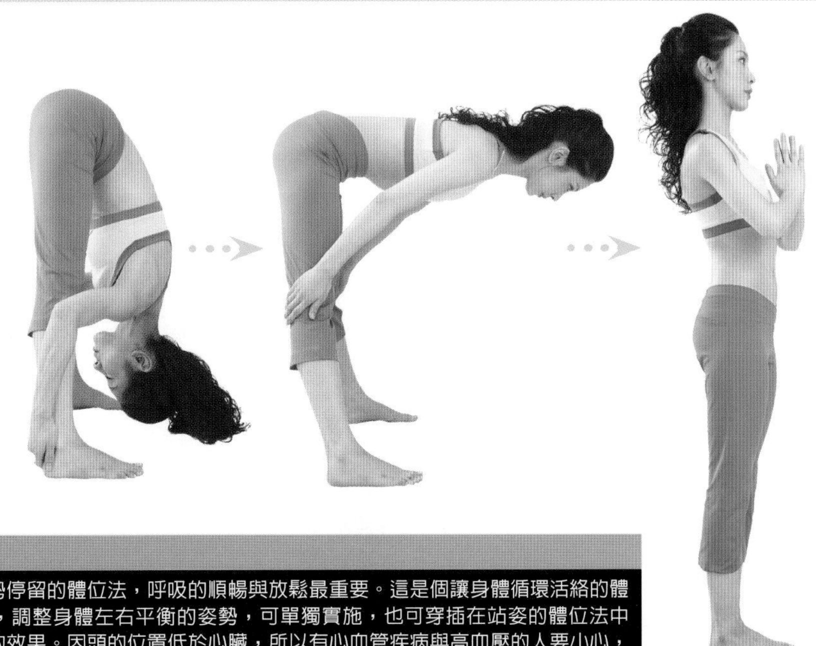

Blackie老師的叮嚀

站姿金字塔是維持姿勢停留的體位法，呼吸的順暢與放鬆最重要。這是個讓身體循環活絡的體位，也是放鬆上半身，調整身體左右平衡的姿勢，可單獨實施，也可穿插在站姿的體位法中間，達到放鬆與調整的效果。因頭的位置低於心臟，所以有心血管疾病與高血壓的人要小心，不要勉強實施。這是個前彎的動作，因其對腹腔壓迫較大，孕婦不可實施。

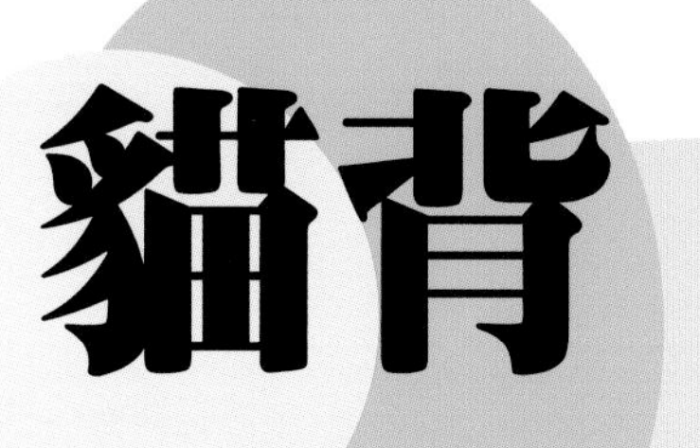

貓背

Bidalasana

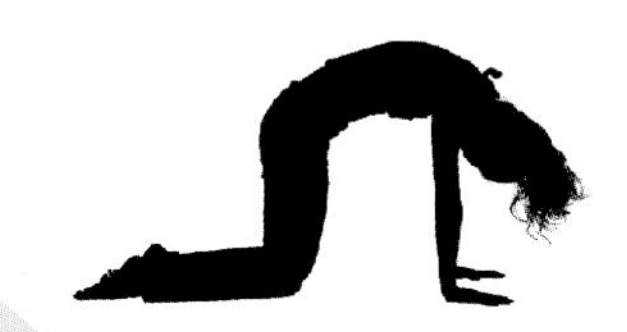

這是模仿貓咪伸懶腰的動作，可活動整個軀體，讓身心展開迎接生活的脈動。是一個溫和又有效的暖身動作，透過軀幹的活動按摩體內的器官，使其代謝正常，提昇心靈平穩。是個適合女性的體位法。

功能：

（1）柔韌脊椎前彎後仰，肩頸部關節與肌群的活動與舒展。
（2）擴胸，對呼吸循環有益處，心胸開闊。
（3）因姿勢的方向可有效的按摩調理腹腔器官，改善便秘。
（4）這是孕婦可安心練習的體位法，四到八個月的準媽媽可以改善腰酸背痛的毛病。

1 從貓式的預備動作：四足跪姿（All-4）開始，雙手與肩同寬（或寬一點）置於肩膀的下方，手指自然的張開朝前，手臂垂直地面；雙膝與髖部同寬，在骨盤的正下方，膝蓋在髖部正下方，大腿垂直地面，腳背平貼地面。收腹延展脊柱，不要聳肩，身體重量分攤於雙手與雙腿。吸氣。

放鬆肩膀
頭、頸、脊柱成一直線
眼光注視雙手前的地面
腹部內收
手臂垂直地面
大腿垂直地面
膝蓋在髖部正下方
手指朝前，手掌平貼地面
腳背平貼地面

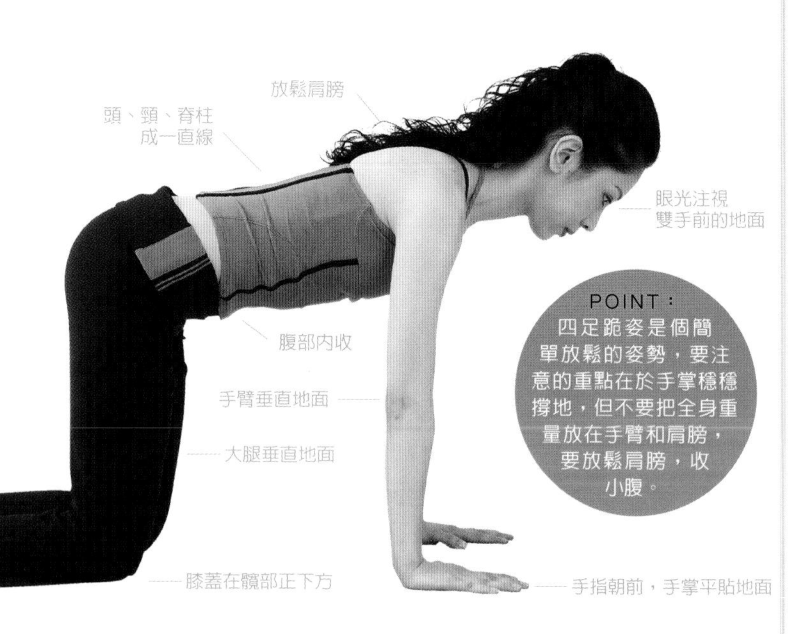

POINT：四足跪姿是個簡單放鬆的姿勢，要注意的重點在於手掌穩穩撐地，但不要把全身重量放在手臂和肩膀，要放鬆肩膀，收小腹。

2

吐氣，腹部內收，由肚臍開始向脊椎處拱起，將背拱成一個圓弧狀，不要聳肩，頭頸放鬆向下，眼睛看向肚臍，頭頂、尾椎與坐骨朝地板，感覺臉要靠近骨盤。

POINT：
腹部內收，由肚臍開始向脊椎處拱起，感覺肚臍要貼到天花板，整個身體卻是鬆軟像是掛在衣架上的衣物。

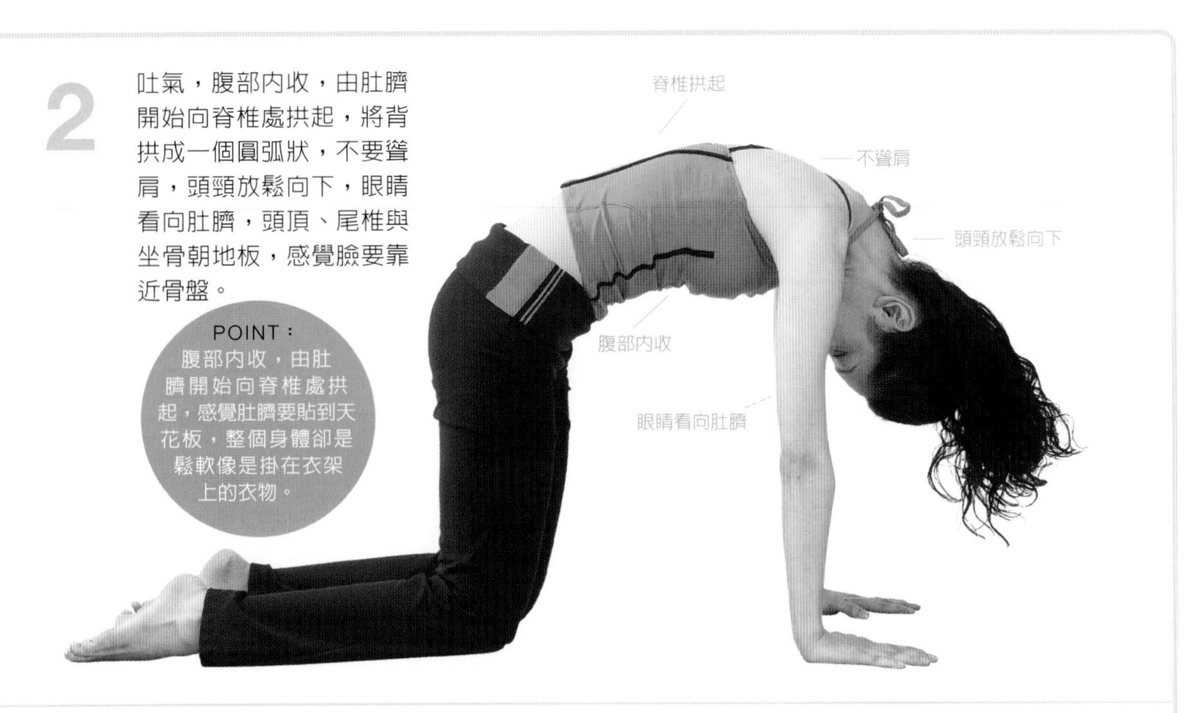

3

吸氣，打開心胸，抬起臉往上看，背部往下凹陷，尾椎與坐骨朝天花板，將背凹成一個圓弧狀；不可將肚子放鬆，使肚臍與脊椎靠近，頭和下巴抬起，讓頸部伸展，不聳肩。

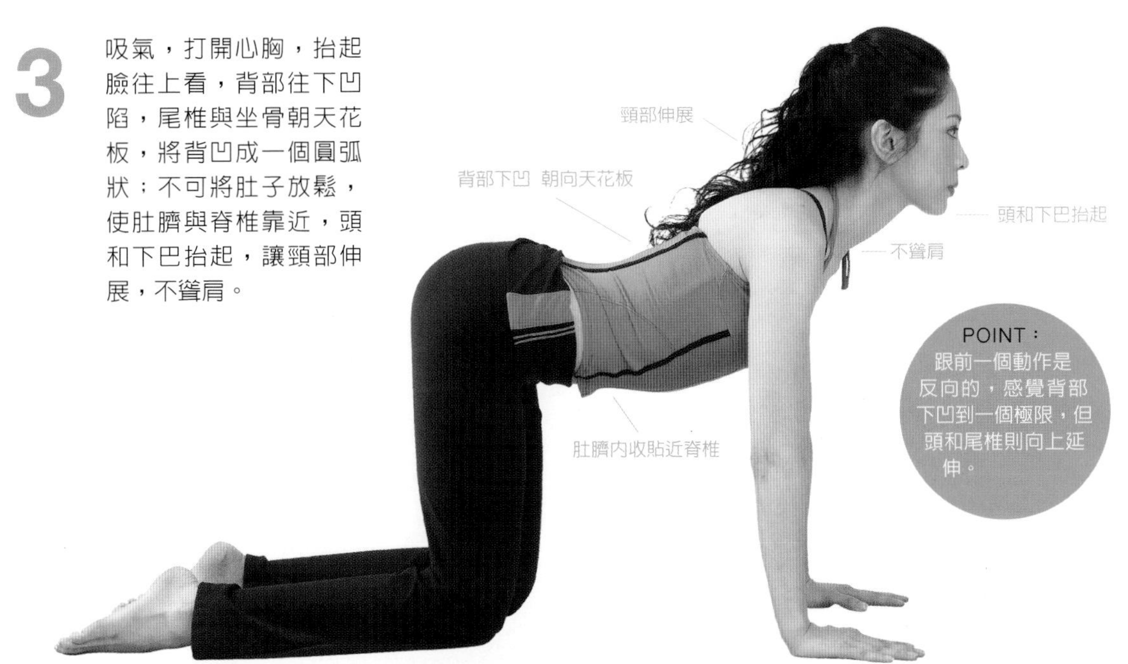

POINT：
跟前一個動作是反向的，感覺背部下凹到一個極限，但頭和尾椎則向上延伸。

完成以上的動作後，再重複3~6回，將呼吸與動作平均且協調的練習。

加強版—大貓背伸展

4 做完貓背伸展3~6回後，可加強進行大貓背伸展：停在後仰的位置，吐氣，將下巴、脖子和胸口放到地上，臀部保持抬高，可在此停留3~5個呼吸，注意將下巴輕放在地上，若覺得不舒服可再往前移，雙手放在身側，手肘靠近身體，放鬆肩頸，享受拓展的呼吸與寧靜。

POINT：
若肩頸較緊張時，加強的大貓背動作可不做，過度的壓迫則會造成反效果，無法真正的舒緩身心。

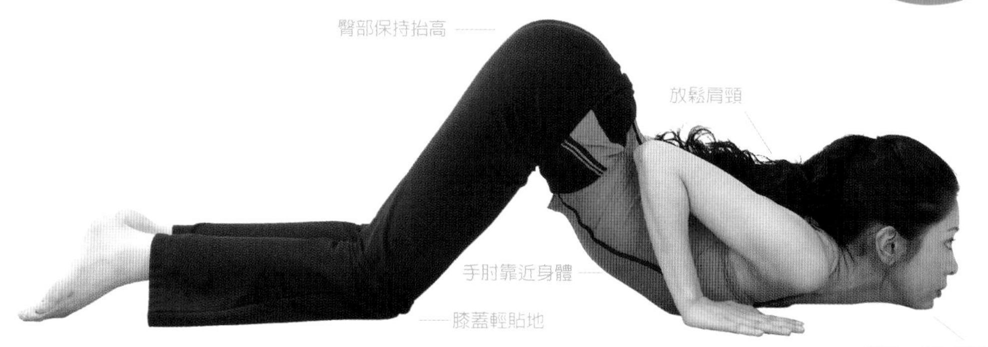

5 將雙手臂沿著地面往前延展，停留3~5個呼吸。加強擴胸與肩關節的伸展。

POINT：
這是一個相當舒服的姿勢，可以舒解背部的壓力。

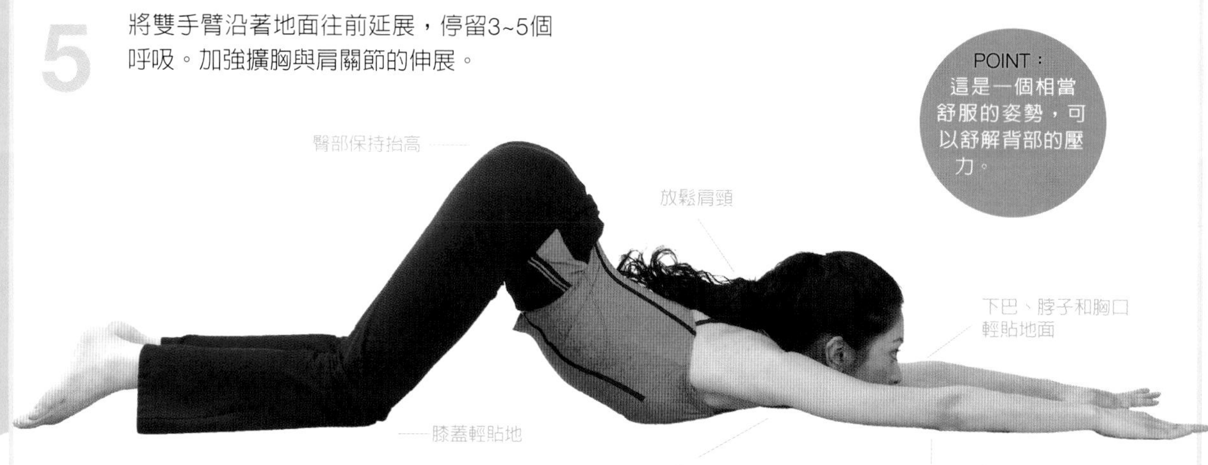

完成貓背伸展與大貓背伸展後，可回復至孩童式（P.114）：臀部向後坐到腳跟上，身體放鬆的掛在腿上，雙手置於腳側，像小嬰兒一樣的放鬆調息。

Blackie老師的叮嚀

貓背式活動了整條脊椎，是使頸、肩與脊椎前彎後仰平衡的動作，可提昇腹背肌群的柔軟與強韌，亦可細腰擴胸。最適合整天保持著同樣坐姿的上班族和學生。

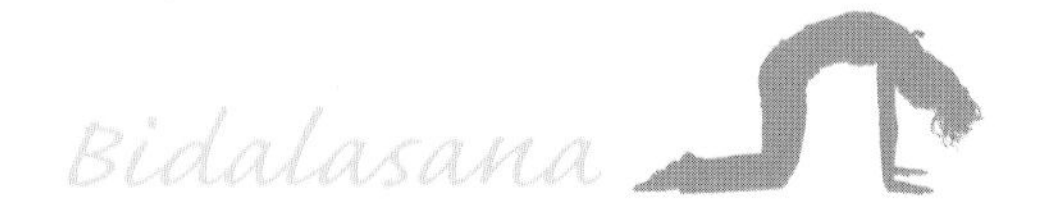

有沒有發現自己總是過著一成不變的生活，每天做著差不多的動作和姿勢，說著大同小異的對話；尤其是上班族和學生。時間久了身體硬了，心也跟著關起來了。練習體位法活絡了硬梆梆的身體，也拓展了我們的心靈。

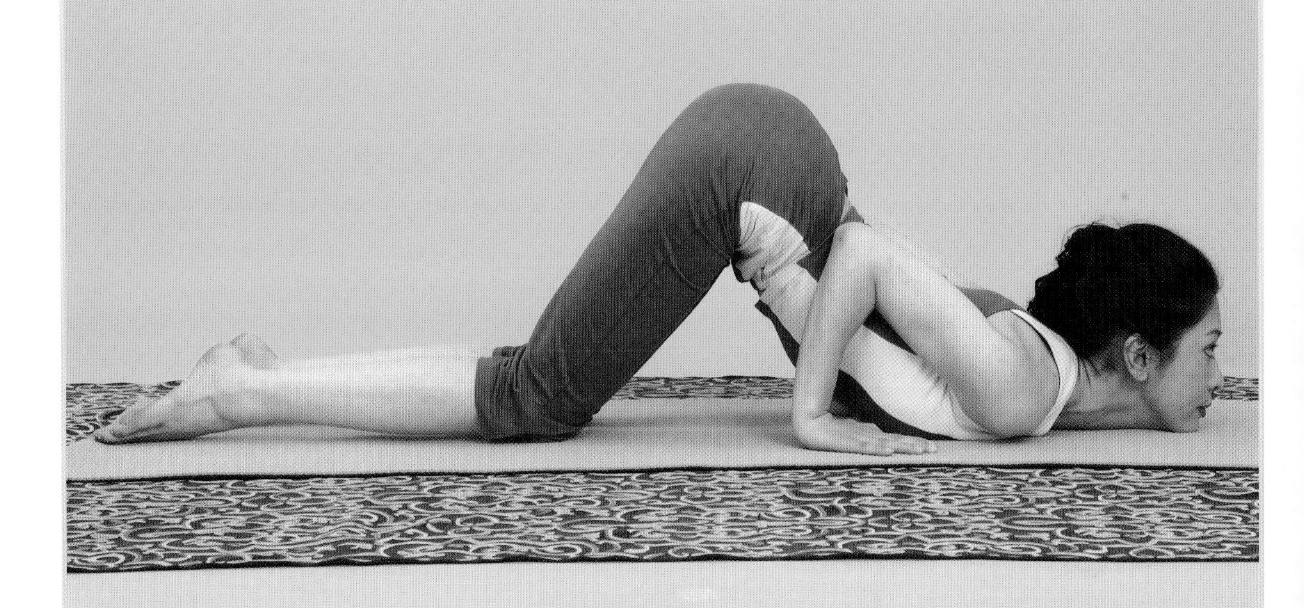

兔式

Shashaungasana

兔式是放鬆肩頸背的體位法，可以促進頭部的循環，做完回復時可感受到精神的舒暢，與心緒的放鬆。

功能：

（1）肩、頸、背的全方位拓展。
（2）緊實腹部。
（3）促進腦部的循環。
（4）因腳趾踩地，增進身體血液循環與代謝。
（5）提振精神。

1 預備動作，跪坐，腳趾踩在地上，雙手握住雙腳，臀部貼腳跟，雙眼凝視前方。吸氣，預備

POINT：
足部不舒服的人可以金剛坐姿（P.45）替代，讓腳背放在地上，雙手抓不住腳的可握著小腿或抱著大腿臀部。

眼睛看向前方
臀部貼腳跟
手指握住腳跟
腳趾踩地

2 吐氣，身體緩緩前彎，軀幹像捲東西一樣往內捲，盡可能的將額頭碰到膝蓋，頭頂放在膝蓋前方地上，雙手的位置不變，臀部貼著腳跟不上抬。

POINT：
額頭盡量貼近膝蓋，若不能靠近，也要縮短頭與膝的距離，注意，手腳和臀部都沒有移動。

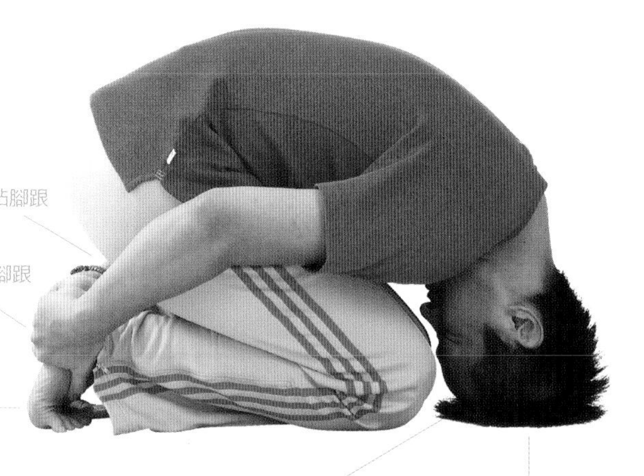

3 吸氣，雙手和頭的位置都不變，緩緩提高臀部。呼吸，停留約30秒（6~8個呼吸）。

POINT：
不要將重量都壓在頭頂，會造成頸椎的壓迫而受傷，應將重量平均分攤在下肢與頭頂，而且感覺肚臍要往天花板的方向提高，才能緊實腹部，溫和的擠壓與按摩內臟。

手指握住腳跟
腳趾踩地
額頭靠近膝蓋
頭頂放在膝蓋前方地上

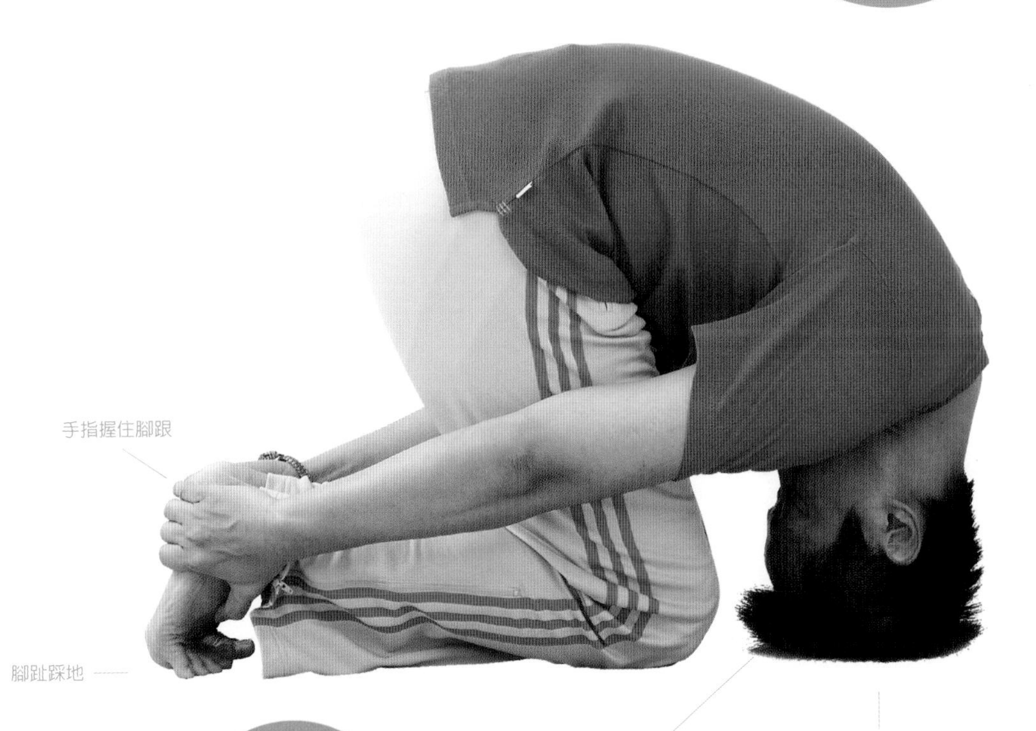

POINT：
第1步驟開始以金剛坐姿，腳背放在地上進行的人，整個練習過程中都要保持腳背放在地上。

吐氣，將腳背放下，額頭放在地上，到孩童式（P.114）休息調習（3~5個呼吸），調息好可起身到金剛坐，再從步驟1開始練習個三回。

Blackie老師的叮嚀

兔式因為將身體重量分攤在頭頂與下肢，練習時要注意安全，有高血壓、心臟病、貧血、頸椎脊椎有病變者，以及孕婦和眼疾者都不建議練習兔式。因頭低於心臟，對腹部有壓力，會增加血壓和眼壓。

上下犬式

Savanasana

犬式分為向上與向下兩種，主要是模仿狗狗伸懶腰的動作，伸展身體的前後（上犬式伸展強化腹背與大腿前側，下犬式可伸展強化上背與大腿後側）。當然，包括上肢、下肢和軀幹都有強健的功效。

犬式也可與其他體位法串連在一起成為組合，如拜日式中的向下犬式。並做為其他體位法的反向休息動作，如弓式（P.80）和蝗蟲（P.82）做完後可做向下犬式，平衡身體對稱的力量與肌肉長度。

功能：

（1）強化與延展脊椎周圍的肌肉。
（2）增強身體肌肉的韌性，尤其是手臂和腿。
（3）擴胸，增進心臟與呼吸系統的循環能力。
（4）增強消化系統。
（5）集中專注力，加強頭腦的血液循環。

向下犬式 *Adho mukha Savanasa*

Mukha是梵文的臉，adho是朝下的意思，savana是犬，Adho mukha Savanasa就是下犬式，也稱向下看的狗、向下犬式、扶犬式。

POINT：
四足跪姿是個簡單放鬆的姿勢，要注意的重點在於手掌穩穩撐地，但不要把全身重量放在手臂和肩膀，要放鬆肩膀，收小腹。

1

從四足跪姿（All-4）開始，手掌與膝蓋平貼地面，雙手與肩同寬，手指朝前位於肩膀的正下方，手臂垂直地面；膝蓋在髖部正下方，大腿垂直地面，頭、頸、脊柱呈一直線延展，眼光注視雙手前的地上。放鬆肩膀，收好腹部。吸氣。

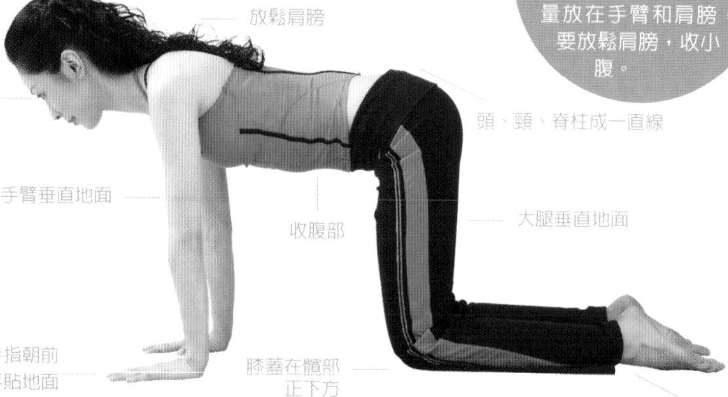

放鬆肩膀
眼光注視雙手前的地面
頭、頸、脊柱成一直線
手臂垂直地面
收腹部
大腿垂直地面
手指朝前
手掌平貼地面
膝蓋在髖部正下方
腳背平貼地面

2

吐氣，手向後推但保持手掌位置不移動，臀部往上提起，同時將腳跟向下壓，踩穩地面。感覺到腳跟與坐骨反向延展，感覺到雙手掌與坐骨反向延展，兩條延伸線交會於坐骨（尾骨）。頭部在兩臂之間，不聳肩，使背部成一直線，全身像個御飯糰般立起來。因每個人柔軟度不同，腳跟不要求踩地，膝蓋也可微彎，但是一定要把手向下推，延展脊柱。正常呼吸，停留約30秒或更長。

POINT：
下犬式最需要注意的地方有三處：（1）手掌腳掌要平貼於地面，把身體重量平均分布在手腳上，尤其手指要均勻伸開，感覺穩穩支撐在地上。（2）臀部提高的重點在於收腹，打直膝蓋。（3）注意到了嗎，狗狗伸懶腰時是要延展放鬆脊柱，所以胸部要盡量下壓，會更舒服喔！慢慢練習，假以時日，你的下犬式就會練得相當漂亮了。

坐骨往天花板延伸
雙腿打直
腹部收緊
胸部下壓
不要聳肩
眼睛看向肚臍
腳跟平貼地面
手指均勻伸開平貼於地面

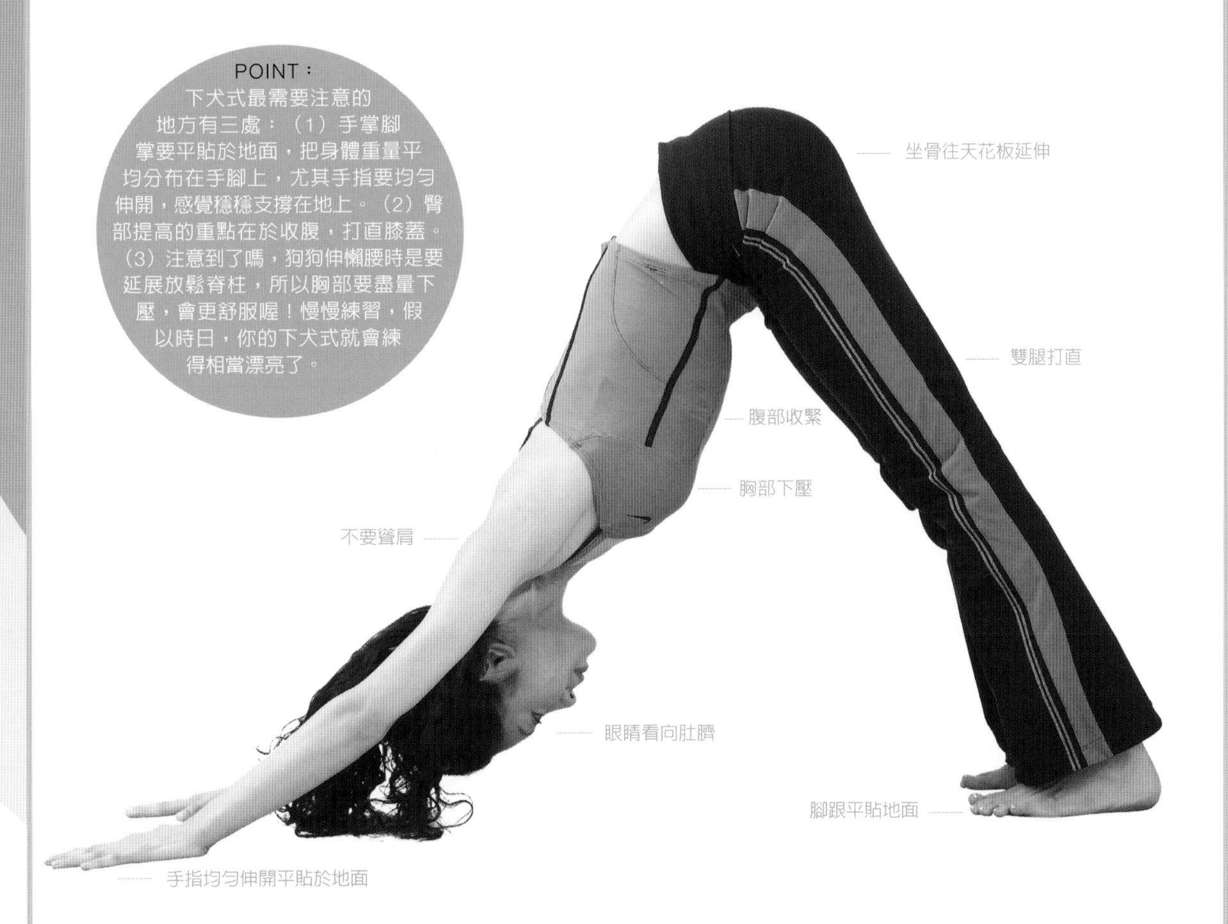

吐氣，將膝蓋放下回到四足跪姿。可重複做三到四回，除了內在的循環調整，還可以緊實腿、腰背、手臂的肌肉，修飾身體的線條。

Blackie老師的叮嚀

向下犬式對於肩、頸、脊椎的延展調整有很大的效果。也是倒立體位法訓練的基本動作。練習下犬式時，因頭低於心臟，有高血壓與心臟病的人，要小心練習。也可以雙手撐著牆壁練習，當頭的位置高於心臟時，對於心臟的壓力會較減緩。而手腕與肩膀受過傷的人，練習的時間不可太久，若覺得痛就要放鬆休息。

向上犬式

Urdhva mukha Savanasa

Urdhva mukha是梵文臉朝上的意思，Savana是犬，Urdhva mukha Savanasa就是向上犬式，也稱向上看的狗、抬犬式。
向上犬式是後仰的動作，要先做好眼鏡蛇式才可練習，因為向上犬式支撐的力量更強。

1 俯臥的姿勢（趴在地上）預備，雙手撐在胸旁的地上，雙手肘平行向上，靠近身體不外開，伸直雙腿，膝蓋與腳背放在地上，雙腿微微分開不要比臀部寬，也可以併腿。額頭朝下不需貼地。

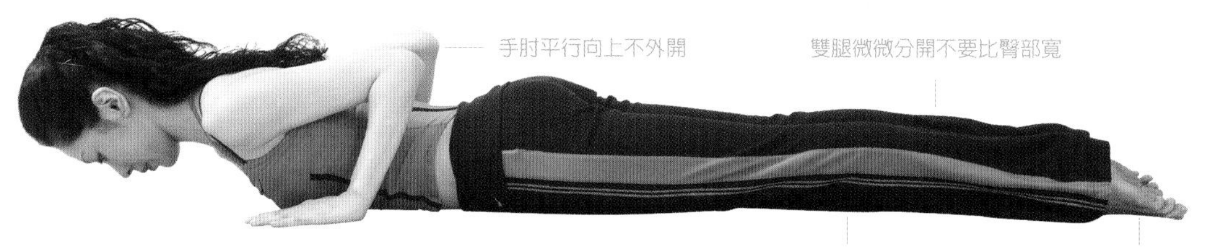

2 吸氣，抬頭，手指張開穩穩撐地，以腳背往地面蹬，手臂伸直，臀部夾緊前推，以雙手和腰腹的力量撐直手臂，抬起上身。挺胸、抬高下巴、頸部伸長。手肘靠近身體，不要向旁打開，大腿挺直離開地面，腳背放在地上，雙眼往上看或凝視前方。呼吸停留30秒。吐氣，回到預備位置。

POINT：
手肘要保持靠近身體，若手肘外開容易聳肩。臀部夾緊可以保護下背部，收小腹則讓上身更容易提高，而不是只以手的力量支撐。

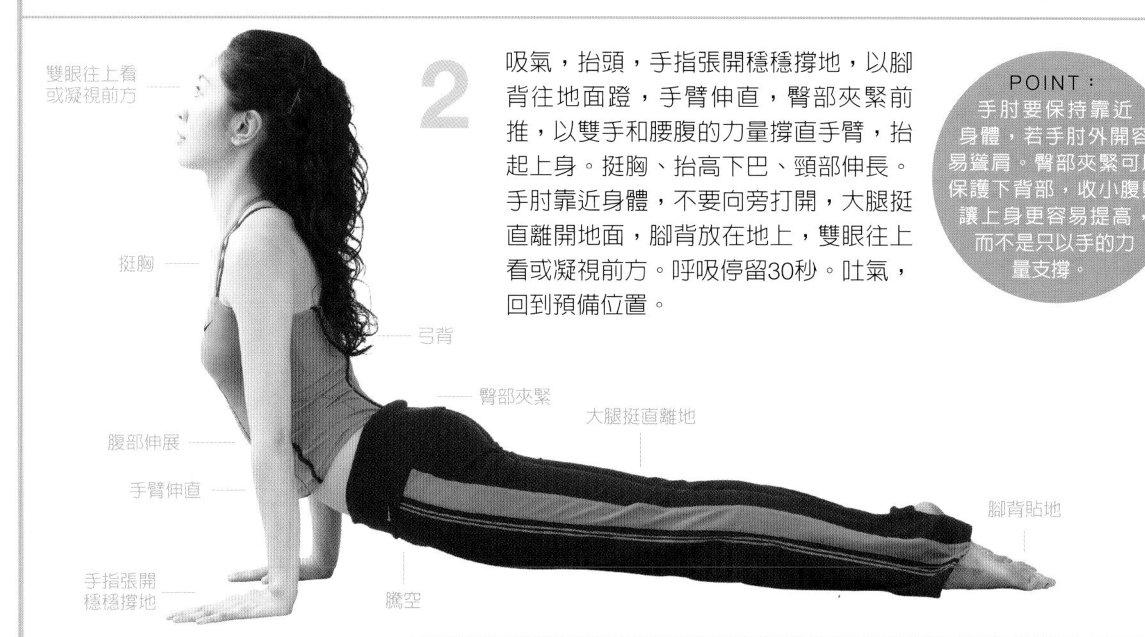

Blackie老師的叮嚀

1. 脊椎受過傷的人可先做貓式溫暖脊柱周圍的肌肉再進行上犬式。柔軟度或力度不足者，可以眼鏡蛇式替代，不要急，慢慢的練習。
2. 因為是趴著的動作，孕婦與不適合趴著的人不建議進行這個體位法。

眼鏡蛇式

Bhujangasana

Bhujanga是梵文「眼鏡蛇」的意思，可想而知這動作就像是一條蛇，所以又稱為蛇式，練習眼鏡蛇式可立即感受腰腹能量的提昇，而且往頭的方向提起，可將心裡的壓力紓解，打開心胸接納與包容，使自己輕鬆有精神。

功能：

（1）強化背部肌群，增加脊椎的柔韌性，改善駝背，增加脊椎周圍肌肉與神經的循環。
（2）擴胸，舒展張開心臟和肺。
（3）伸展與強化肩、頸的肌肉，促進喉嚨內的腺體循環平衡。
（4）加強腹部和臀部緊實。
（5）提振精神與正面的思考。

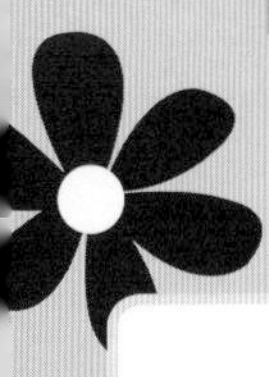

1 俯臥的姿勢（趴在地上）預備，雙手撐在胸旁的地上，雙手肘平行向上，靠近身體不外開，伸直雙腿，膝蓋與腳背放在地上，雙腿微微分開不要比臀部寬，也可以併腿。額頭朝下不需貼地。

手肘平行向上不外開
雙腿微微分開不要比臀部寬
膝蓋貼地
腳背貼地

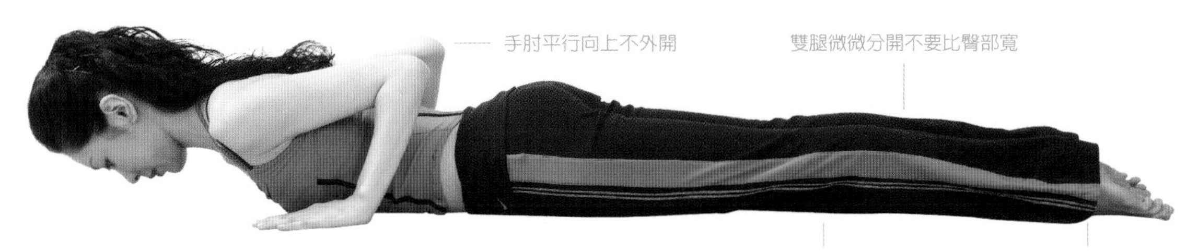

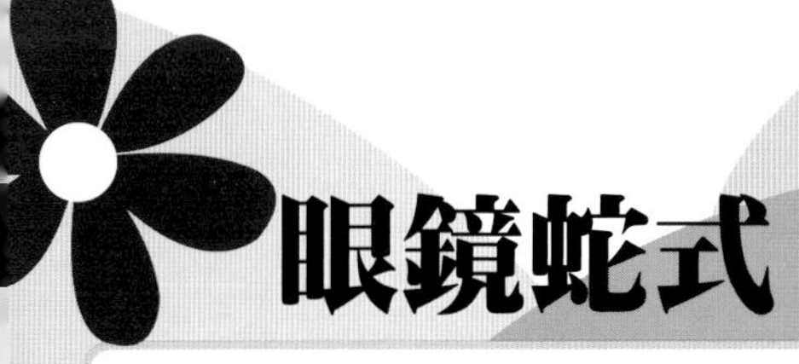

眼鏡蛇式

2

吸氣，抬頭，臀部夾緊，手指張開穩穩撐地，以雙手和腰腹的力量，向上向前滑行，抬起上身。挺胸、抬高下巴、頸部伸長，肩膀要下壓。整個過程中雙手不可移動，手肘不要向旁打開。擴胸並保持肩膀放鬆，手肘微彎，腹部緊收，大腿前側放在地上，感覺是將身體前方打開。呼吸停留30秒。

POINT：
眼鏡蛇式到底要提多高呢？其實可依照個人的柔軟度不同而不一樣，注意肩膀要放鬆，離開耳朵與手肘不可外開。臀部夾緊可以保護下背部，收小腹則讓上身更容易提高，而不是只以手的力量支撐，否則手腕很容易因為太用力而受傷。

雙眼往上看
或凝視前方
挺胸
弓背
腹部伸展
臀部夾緊
大腿挺直離地
手臂伸直
手指張開
穩穩撐地
腳背貼地
騰空

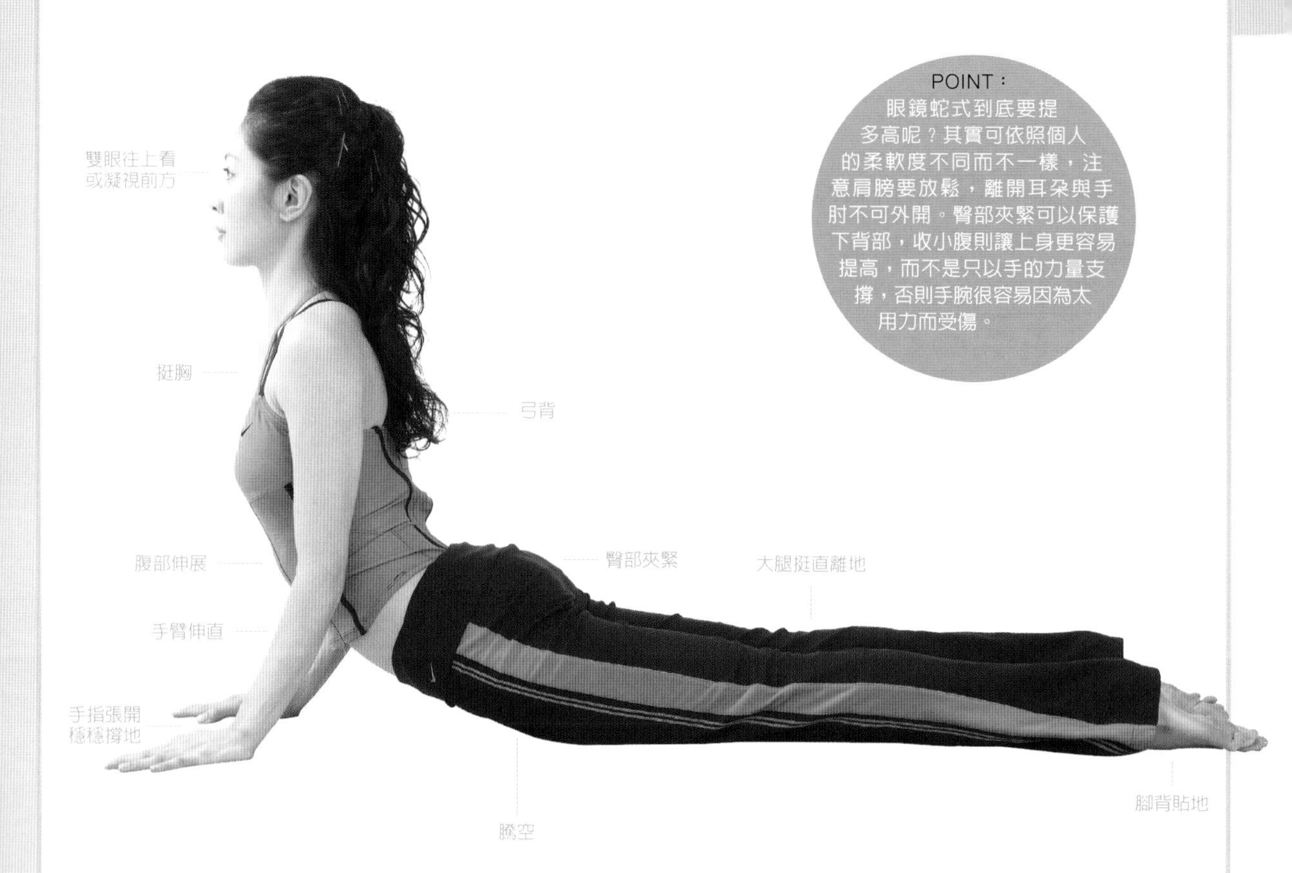

吐氣，將身體緩緩的放下到預備位置，練習三到五回。

Blackie老師的叮嚀

眼鏡蛇式有用到雙手支撐，要注意肩頸的位置，專心的拉長脊椎而不是折腰。不一定要求仰頭往後彎，依個人的柔軟度不要勉強；但要記得，不可聳肩。

替代

孕婦請不要練習眼鏡蛇式，脊椎受傷和背部疼痛的人也要小心，可練習這一則簡易的蛇式。

吸氣，緩緩將上身提起，不要用雙手撐起身體，而是靠自己腰腹的力量將身體提起，角度不需大，肩膀不聳起，雙腳不離地。呼吸停留30秒，再吐氣放下身體，可實施三回，緊實腰腹肌肉，修飾身體線條，加強軀幹的力量與穩定性。

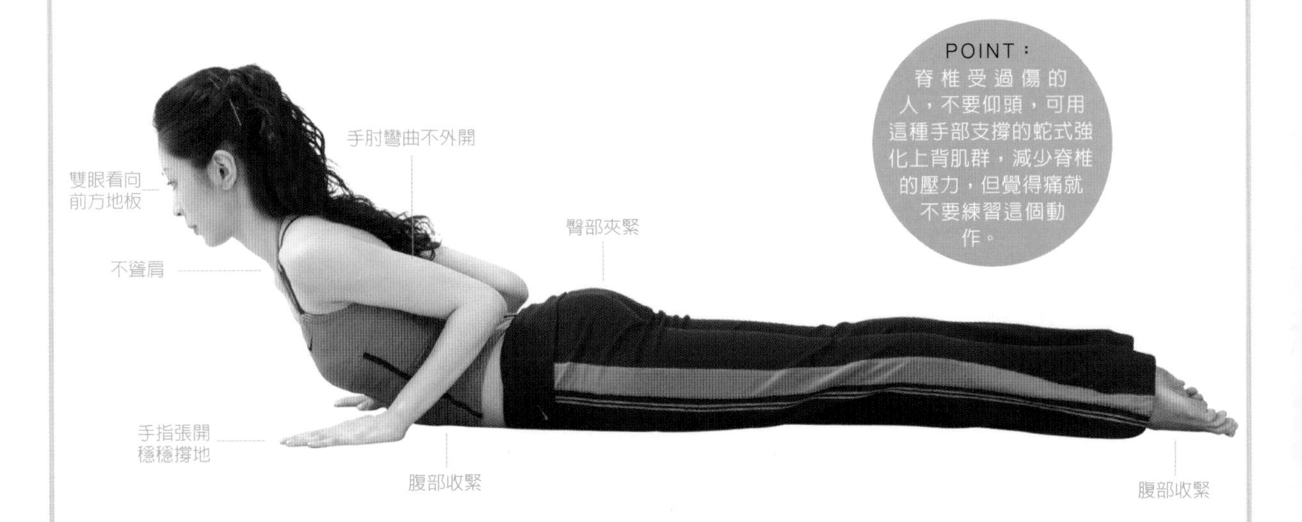

Blackie老師的叮嚀

1. 脊椎受過傷的人需小心實施眼鏡蛇式，一定要確實的暖身後才可以練習。若肩頸部位不適者，不需仰頭避免對肩頸產生壓力。
2. 孕婦不建議練習眼鏡蛇式，因為眼鏡蛇式對腹腔的壓力大。
3. 有心臟病與高血壓的人，停留時間不可太久，以活動身體為主要練習目的，活動脊椎前後就好。

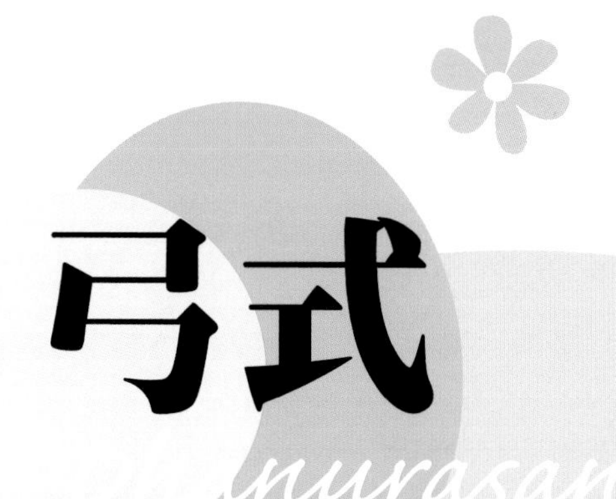

弓式

Dhanurasana

功能：

（1）提昇脊柱的韌性。
（2）調整脊椎的位置，使脊椎正直。
（3）強化呼吸與循環系統，改善心肺功能。
（4）緊實腹部，修飾身體線條。
（5）擴胸，拓展身心，開闊心胸。
（6）強化腎臟。
（7）幫助消化與排毒。

Dhanu是梵文的弓，asana是梵文的體位法。就像名字一樣，弓式充滿了張力，可以拓展身體的能量，使身心柔韌有力。除可增強脊椎的彈性與韌性外，因為腹部朝下放在地上，可有效的按摩擠壓腹腔內器官，加強循環與消化系統。

(弓式看起來簡單，但卻是對軀幹與手臂穩定性挑戰的體位法，是需要身體的力量與柔軟度的平衡訓練。因為這個體位較為費力，需慢慢的練習加強柔軟度與力量的協調。練習時要專注在身形的穩定，避免頸部、脊椎和背部受傷。

1 趴在地上預備，臉朝下，下巴點地，雙手放在身體兩側。

2 彎曲雙膝，雙手往後抓住踝關節，提起身體，將重心放在肚臍的位置，雙眼凝視前方，感覺好像將雙腿伸直，手肘延伸不彎曲，將雙腳往身體搬近，把身體撐開。呼吸停留約30秒（6~8個呼吸）。

POINT：
雙手往後抓住踝關節，不要抓住腳尖。因為抓住腳尖會過度的拉扯到小腿前方的肌肉，造成傷害。提起的雙腳不要張開太大，收腹臀部夾緊可以保護下背，也可以讓雙腿提的更高。

雙手往後抓住踝關節

手臂伸直

眼睛注視前方

頸部向上延伸

臀部夾緊

POINT：
要保持呼吸，一呼一吸的過程中會讓整個身子隨著前後擺動，同時按摩腹部。

3 吸氣預備，吐氣將身體放下，當腿著地時在將雙手放掉，不要讓身體撞擊地板造成傷害。

可用孩童式（P.114）反向伸展背部與停留，呼吸順暢後再練習，可做三回。

半弓式練習

若是脊椎或肩膀受過傷，柔軟度不好者，可練習半弓式，效果一樣。

1 趴在地上預備，臉朝下，下巴點地，雙手放在身體兩側。

2 彎曲右膝，左手手肘撐在地上，右手往後抓住右腳踝，提起右大腿離地。感覺要把右腿伸直，上身亦提起，雙眼凝視前方。呼吸停留30秒（6~8個呼吸）。脊椎不要向旁歪斜，保持骨盤端正。

POINT：
半弓式的強度較弱，要注意的是只提起一邊的手和腳，所以要靠另一手手肘，以及腹部、髖部支撐，不要讓脊椎向旁邊歪斜了，反而傷到後背。

抓住腳踝
眼睛注視前方
臀部夾緊
頸部向上延伸
左手肘撐地
上身提起

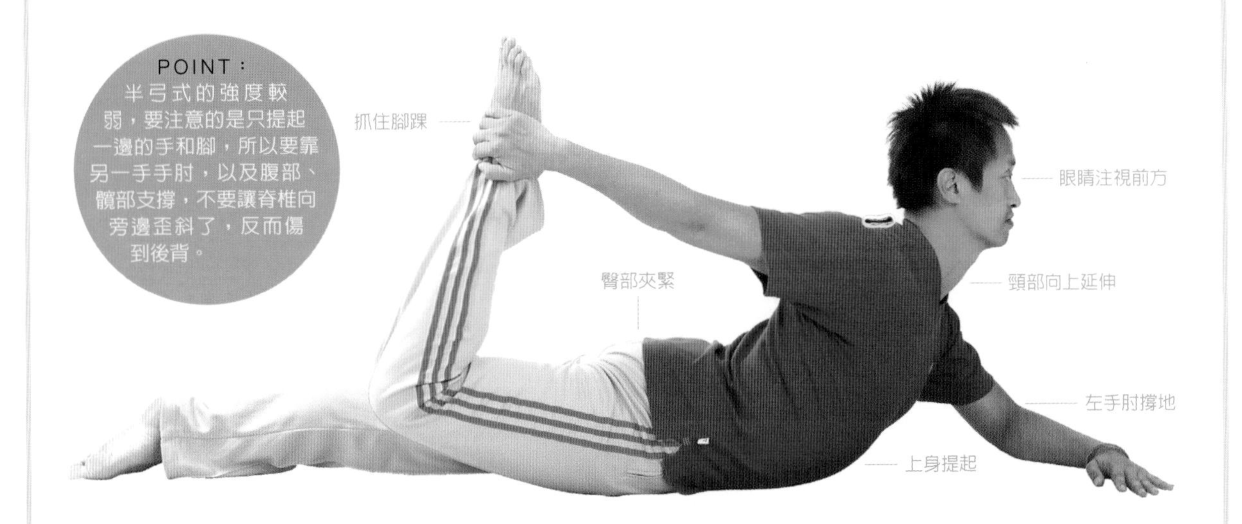

3 吸氣預備，吐氣先放下右腿，再放掉右手。換腳開始

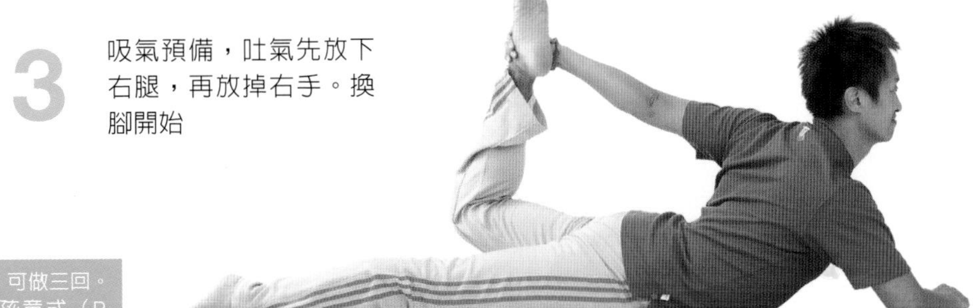

左右算一回，可做三回。每回中間以孩童式（P. 114）反向伸展調息。

Blackie老師的叮嚀

弓式鍛練到了整條脊椎，是使脊椎後彎的活動，且按摩到腹部器官，可幫助消化系統的順暢。因為直接擠壓腹腔，孕婦和有腸胃疾病者不建議練習。背部和脊椎受傷的人也不推薦此體位法。

蝗蟲式

Salabhasana

Salabhas是梵文的蝗蟲，asana是梵文的體位法。就像名字一樣，蝗蟲式是模仿蝗蟲的姿勢，把腳提得高高的，像隻飛舞的蝗蟲。一般人剛開始練習蝗蟲式時會覺得很費力，好像用了很大的力氣，下半身還是抬不起來。但是一旦習慣了，便會發覺蝗蟲式能增強腰背的能量，讓身體的內在連貫起來，使身體活動時輕鬆愉悅。

功能：

（1）強化下背部肌群。
（2）提升脊椎的靈活度與穩定性。
（3）緊實腹背，紓解腹腔的壓力，改善肝、腎、胰臟的功能。
（4）促進消化系統與排泄系統。
（5）修飾臀部與腿部的線條，使身形緊實修長。
（6）強化呼吸道，增強身體免疫系統。

1 預備動作：趴在地上，臉朝下，下巴點地，雙手握拳手背朝下併在一起，盡量伸直手臂放在身體下面。感覺將手臂壓在身體下方，不要聳肩。雙腿伸直合併。

POINT：
可先微微提起臀部，把拳頭放在恥骨的下方，再放下臀部，手臂伸直，手肘以下要盡量整個放在身體下方喔！

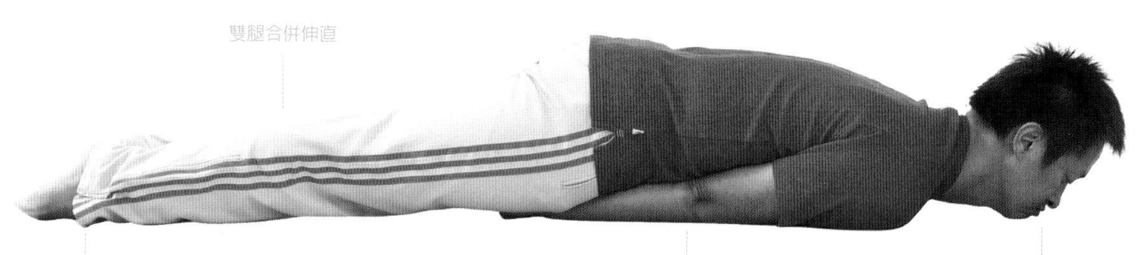

2 吸氣，收臀，手臂往地上推將下半身提起離地，伸直雙腿，盡量併在一起。肩、頸不緊繃，下巴輕貼地板，頭不要抬起。不要用力往上踢腿，緩緩的提起雙腿，感受身體重心往前移到下巴。保持順暢的呼吸停留30秒（6~8個呼吸）。

雙腿合併伸直
收臀
收腹
手臂伸直放在身體下方
臉朝下，下巴點地

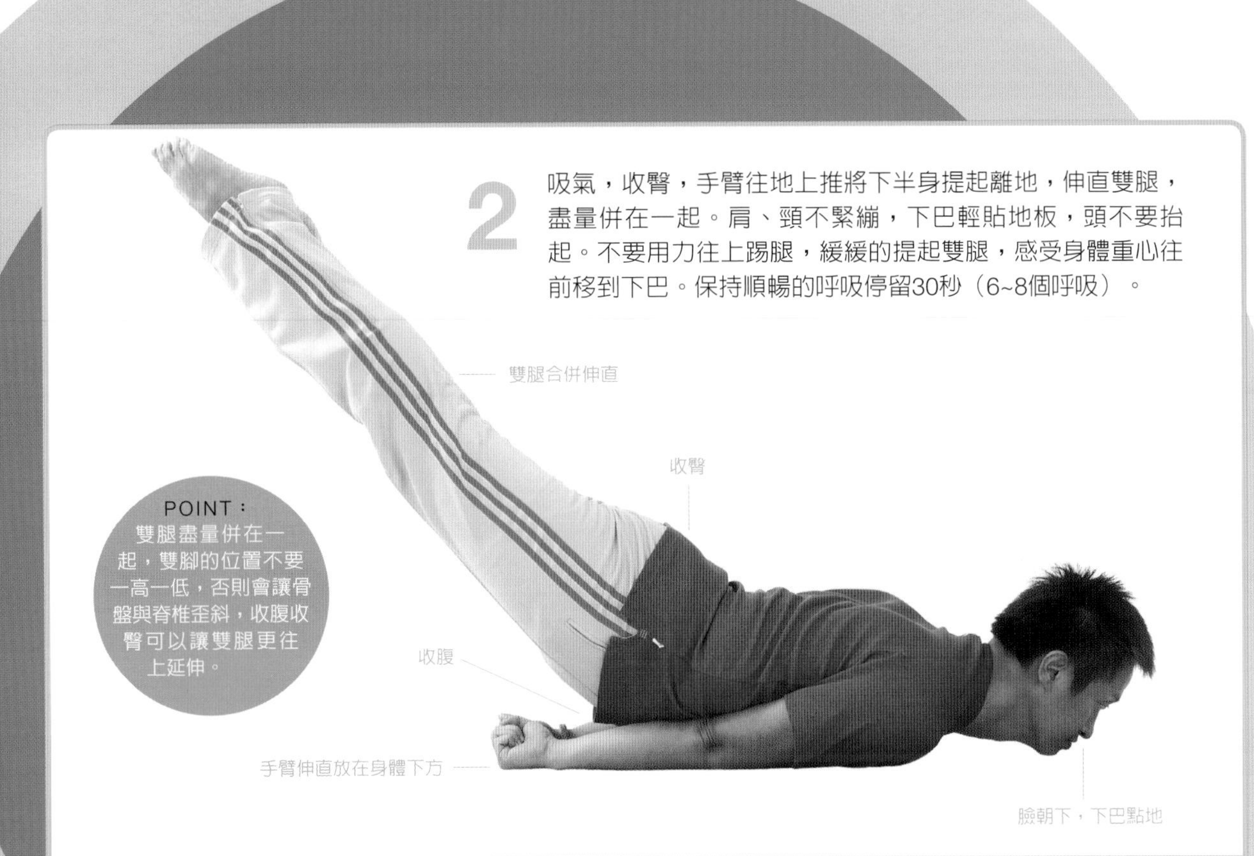

POINT：
雙腿盡量併在一起，雙腳的位置不要一高一低，否則會讓骨盤與脊椎歪斜，收腹收臀可以讓雙腿更往上延伸。

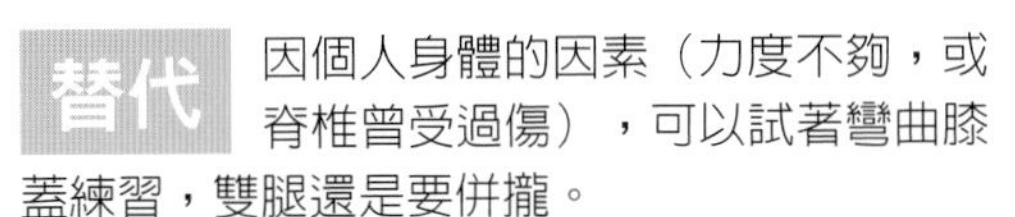

替代 因個人身體的因素（力度不夠，或脊椎曾受過傷），可以試著彎曲膝蓋練習，雙腿還是要併攏。

3 吸氣預備，吐氣緩緩的放下身體，不要讓身體撞擊地板。

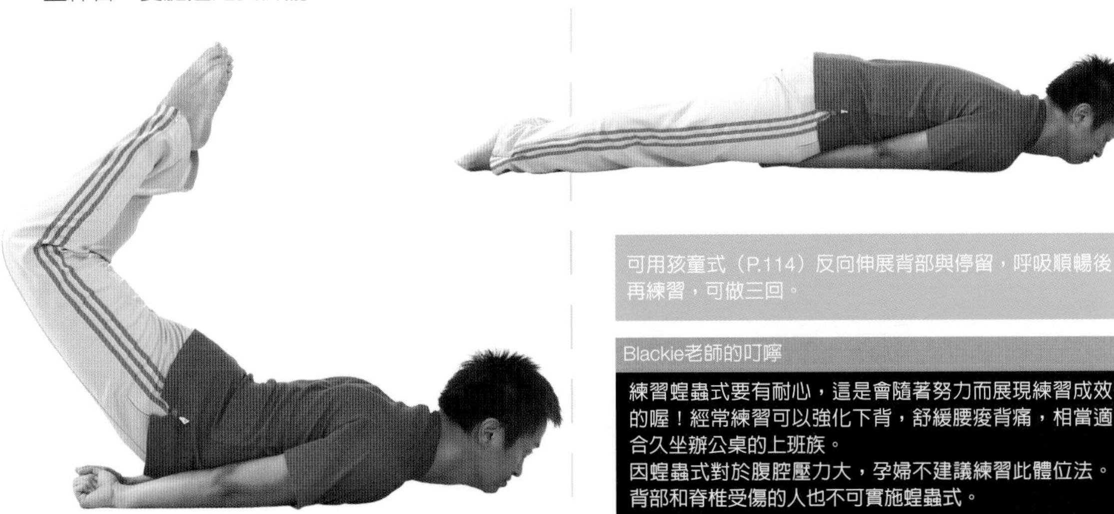

可用孩童式（P.114）反向伸展背部與停留，呼吸順暢後再練習，可做三回。

Blackie老師的叮嚀

練習蝗蟲式要有耐心，這是會隨著努力而展現練習成效的喔！經常練習可以強化下背，舒緩腰痠背痛，相當適合久坐辦公桌的上班族。
因蝗蟲式對於腹腔壓力大，孕婦不建議練習此體位法。背部和脊椎受傷的人也不可實施蝗蟲式。

橋式

Setu Bandha Sarvangasana

Setu是梵文的「水壩」、「橋樑」之意 ，bandha是連結、束縛的意思，Sarvanga是梵文的全身。一般人都認為橋式是輪式的預備練習，沒錯，做好橋式，輪式就較容易成功，但橋式本身的效能就很明顯，除了可以強化軀幹，對於肩、頸的放鬆與調整功效很大。對於心胸的開闊與舒展也有很大的助益。

功能：

（1） 強化脊椎的柔軟度與韌性。
（2） 促進脊椎神經系統活躍。
（3） 擴胸，緊實腰部與臀部的線條。
（4） 穩定心緒，拓展心智。
（5） 舒緩腰部的緊張。

1

預備動作：仰臥，雙膝彎曲，雙腳踩在地上，雙腳分開與髖骨同寬，兩腳平行，腳尖（以第二根腳趾為準）朝前，腳跟盡量靠近臀部，讓雙手可以觸碰到腳跟的位置，頭輕放地面，下巴不要施力，雙手臂延伸朝向腳尖的方向放在地上。

POINT：因個人身體的因素（如膝蓋受傷）腳跟也不必硬要接近臀部。

下巴放鬆
腳跟盡量靠近臀部
腳掌踩地
手臂貼地延伸至腳跟

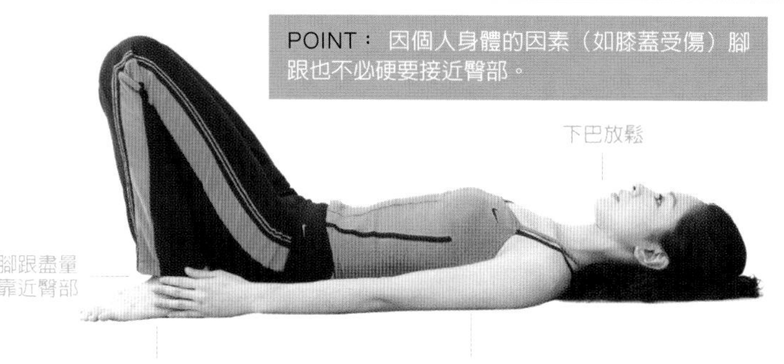

2

吸氣，提起臀部離地，胸口靠近下巴，雙腳踩穩地板，雙腳平行，膝蓋平行感受大腿內側的穩定，臀部夾緊，用大腿肌肉的力量把臀部提高。肩膀停留在地板，頸部要放鬆，讓身體重量平均的分散在雙腳與肩膀。呼吸停留約30秒（6~8個呼吸）。

POINT：雙腳要踩穩，若因個人施力的關係，身體不必硬要抬太高，注意腳尖朝前，不可外八或內八。

大腿平行不外開
眼睛注視前方
下巴放鬆貼近胸前
臀部夾緊推高
腳掌穩穩踩地

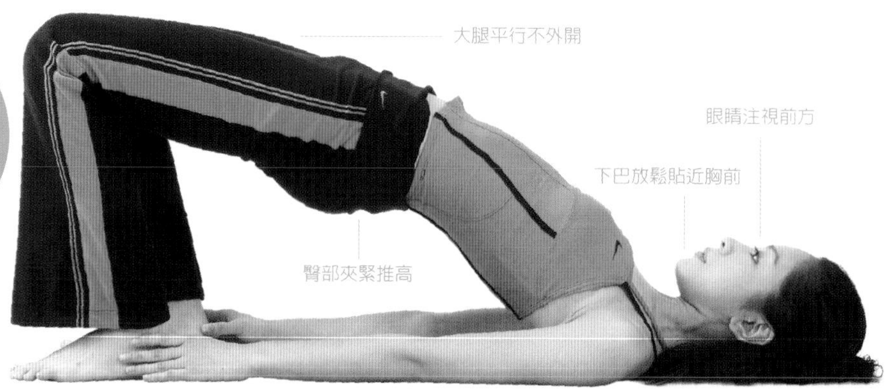

3

基本的橋式練好，可以挑戰進階的橋式：雙手彎曲以手支撐住腰背，手肘撐地，保持胸口靠近下巴，慢慢將雙腿沿著地板踩出去，盡可能伸直雙腿。肩、頸放鬆在地上。呼吸停留約30秒（6~8個呼吸）。

POINT：
進階的橋式使腰、臀、腿的力量增強，並可修飾下半身線條。注意手指要合在一起，不要用虎口撐身體，以免因拉扯大拇指而造成傷害。

雙腿延伸
下巴放鬆貼近胸前
眼睛注視前方
臀部夾緊
手支撐住腰背
腳掌踩地
手肘撐地

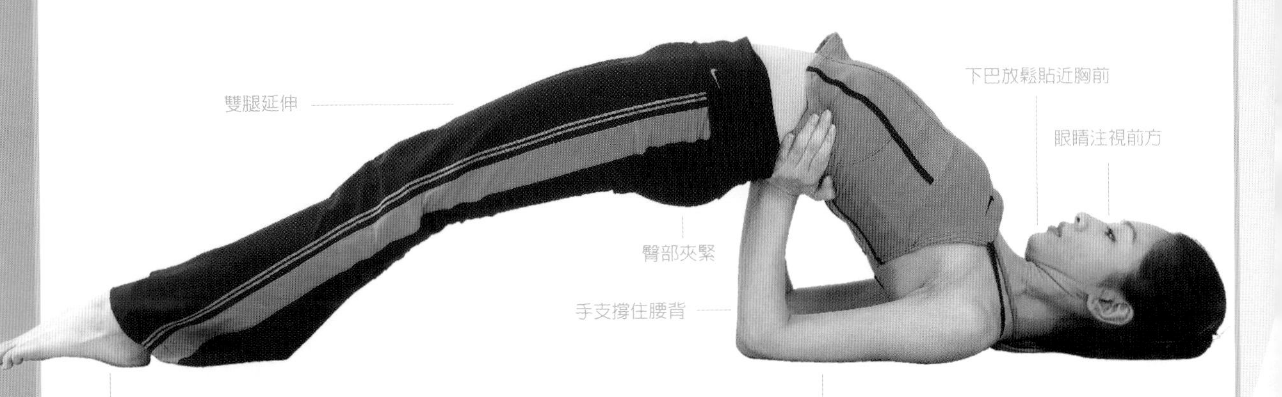

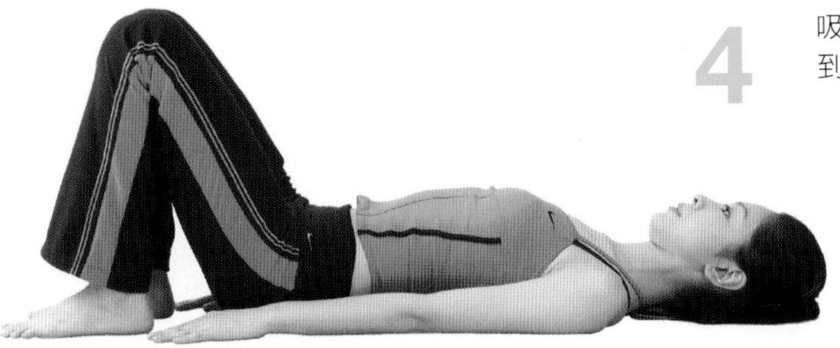

4

吸氣預備，吐氣將身體緩緩放下，回到預備位置。

可以手將雙腿抱近身體，在半身休息式（P.113）停留調息，用反向的動作舒展背部。可練習三回以上。

Blackie老師的叮嚀

1. 橋式是打開心胸的體位法，練習時不要勉強的將身體抬太高，能在穩定的呼吸下停留，才能擴展心胸。
2. 頸椎受過傷的人，不要將身體重量壓到肩頸太多，平均的將身體重量放在肩頸與雙腳之間，如此對於脊椎的強化較明顯。

輪式

Urdhva Dhanurasana

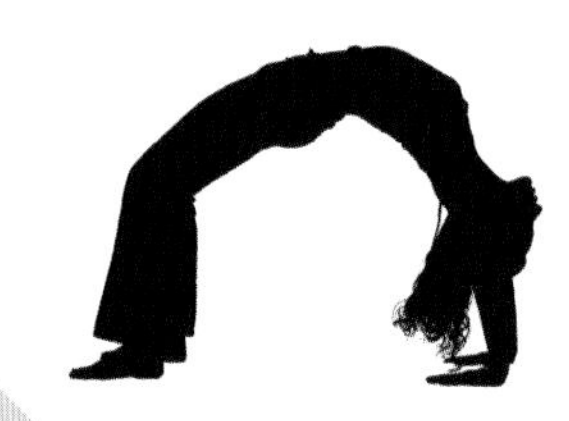

Urdhva是梵文的「面向上」，而Dhanurasana是梵文的弓式，顧名思義，這就是個面向上的弓式，因為看起來像個輪子，所以稱為輪式。
輪式又稱青春之輪，或生命之輪，從字面上就知道這個體位可以促進身體的循環與新陳代謝，平衡身心，無論在身體與心靈都能保有生命力，讓自己看起來年輕有活力。

功能：
（1）強化脊椎，亦強化軀幹內的臟腑。
（2）消除腹部贅肉，修飾身體線條。
（3）強化消化系統，舒緩便秘的症狀。
（4）柔韌與強化肩臂。
（5）擴胸。

1 預備動作：與橋式相同。仰臥，雙膝彎曲，雙腳踩在地上，雙腳分開與髖骨同寬，兩腳平行，腳尖（以第二根腳趾為準）朝前，腳跟盡量靠近臀部，讓雙手可以觸碰到腳跟的位置，頭輕放地面，下巴不要施力，雙手臂延伸朝向腳尖的方向放在地上。

POINT：
身體不要歪斜，雙腿平行張開與髖部同寬，手臂平貼地面在身體兩側，要確認自己從頭部到尾椎在一直線上。

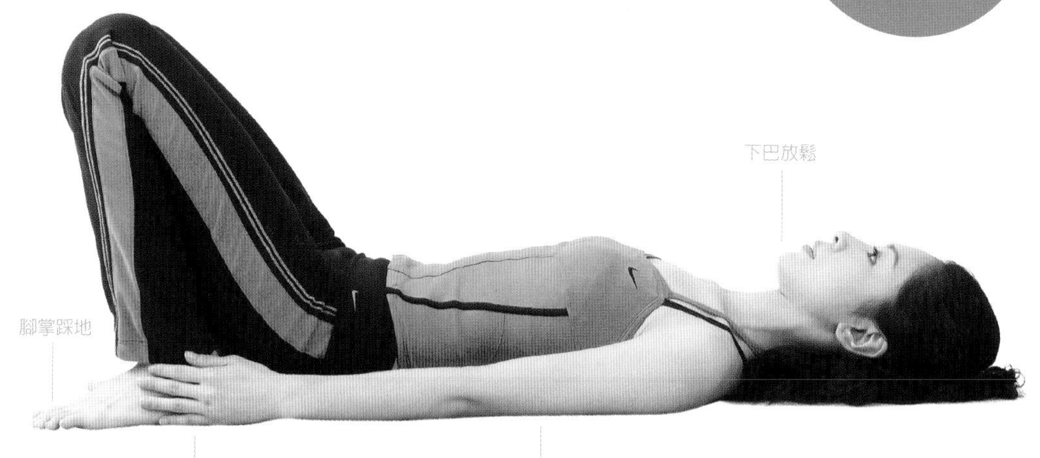

2

吸氣，提起臀部到基本橋式，胸口靠近下巴，雙腳踩穩地板，雙腳平行，膝蓋平行感受大腿內側的穩定，臀部夾緊，用大腿肌肉的力量把臀部提高。肩膀停留在地板，頸部要放鬆，讓身體重量平均的分散在雙腳與肩膀。

POINT：
感覺力量集中在身體的後方的脊椎，由肚臍的位置向上提起。

大腿平行不外開
眼睛注視前方
下巴放鬆
貼近胸前
臀部夾緊推高
腳掌穩穩踩地
手臂貼地延伸至腳跟

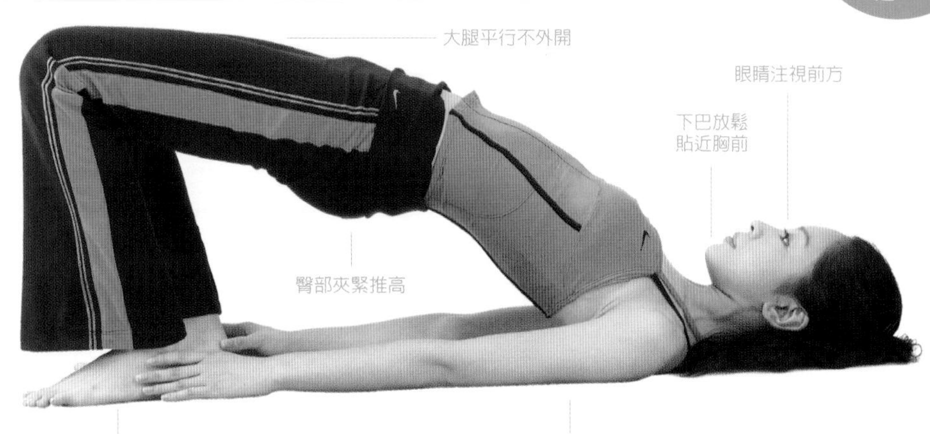

3

雙手反向放到耳旁、臉部兩側，手掌貼地，指尖朝向尾椎處，手肘平行朝向頭頂後方。當手掌向下壓時，同時把頭頂頂地。這時可調整雙手雙腳的位置，要平行不要向外張開。能力所及，可盡量縮短手腳之間的距離。這個動作也叫半輪式，初階的學員因手臂力量不足，無法完成輪式，可以做到這個階段就好了。

POINT：
小心膝蓋不要往腳尖的方向推出去，若因手臂力量不足而將身體的重心移到下肢，膝蓋與腳部的壓力與角度過大，容易造成傷害。

手肘平行朝
向頭頂後方
頭頂頂地
手掌貼地
指尖朝向尾椎
手掌下壓貼地

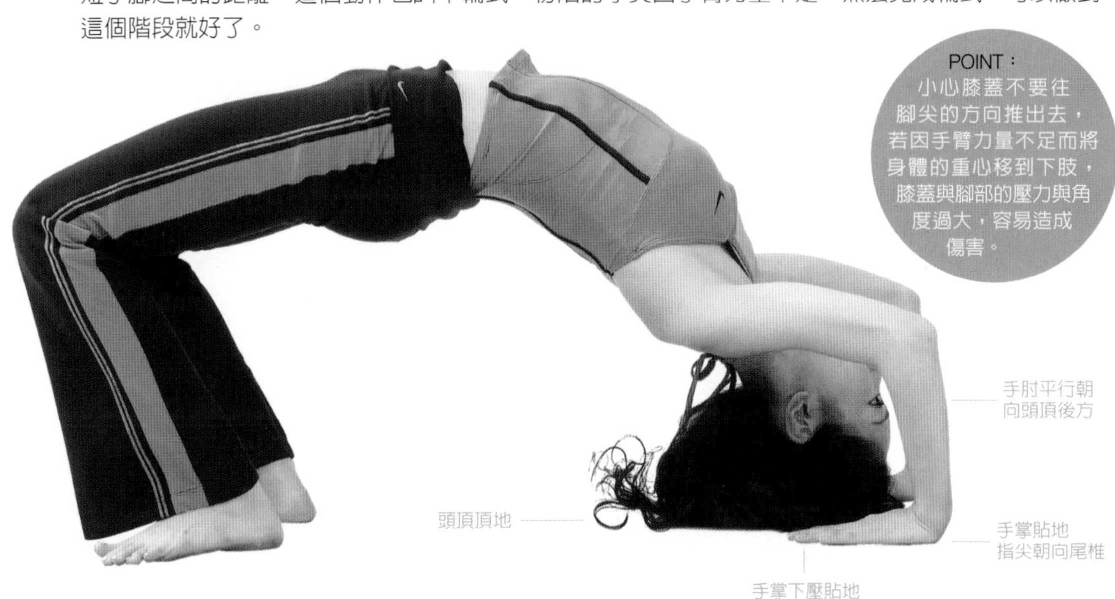

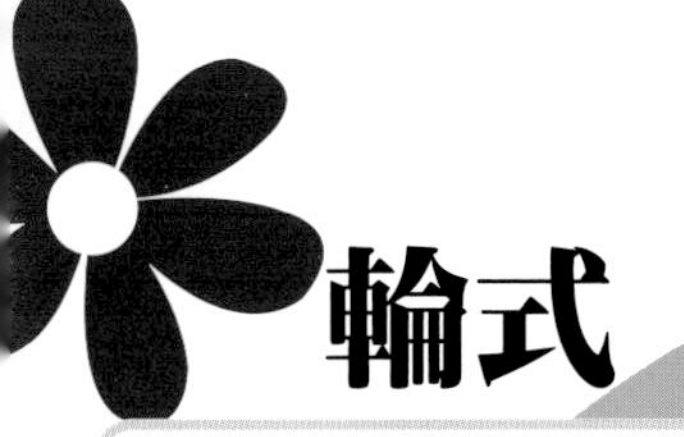

輪式

4 吸氣，臀部夾緊，以手和腳的力量下推地板，將身體撐起到輪式。手臂推直，讓肩膀離開地面，肩頸維持放鬆。雙腳踩穩，不要踮腳尖，不要外八字，臀部緊收提高，不要將身體的重量往下壓，感覺是從肚臍處往上吊起身體，感受心胸無限開展。呼吸停留30秒（6~8個呼吸）

POINT：
初學者身體不易抬起，或抬起後不容易支撐太久，都不要勉強，能抬多高就多高，能多久就多久。

髖部抬高
臀部提高
手肘撐直
眼睛
平視前方
頭離地
腳趾打開，腳掌穩穩踩地
手指張開，手掌穩穩貼地

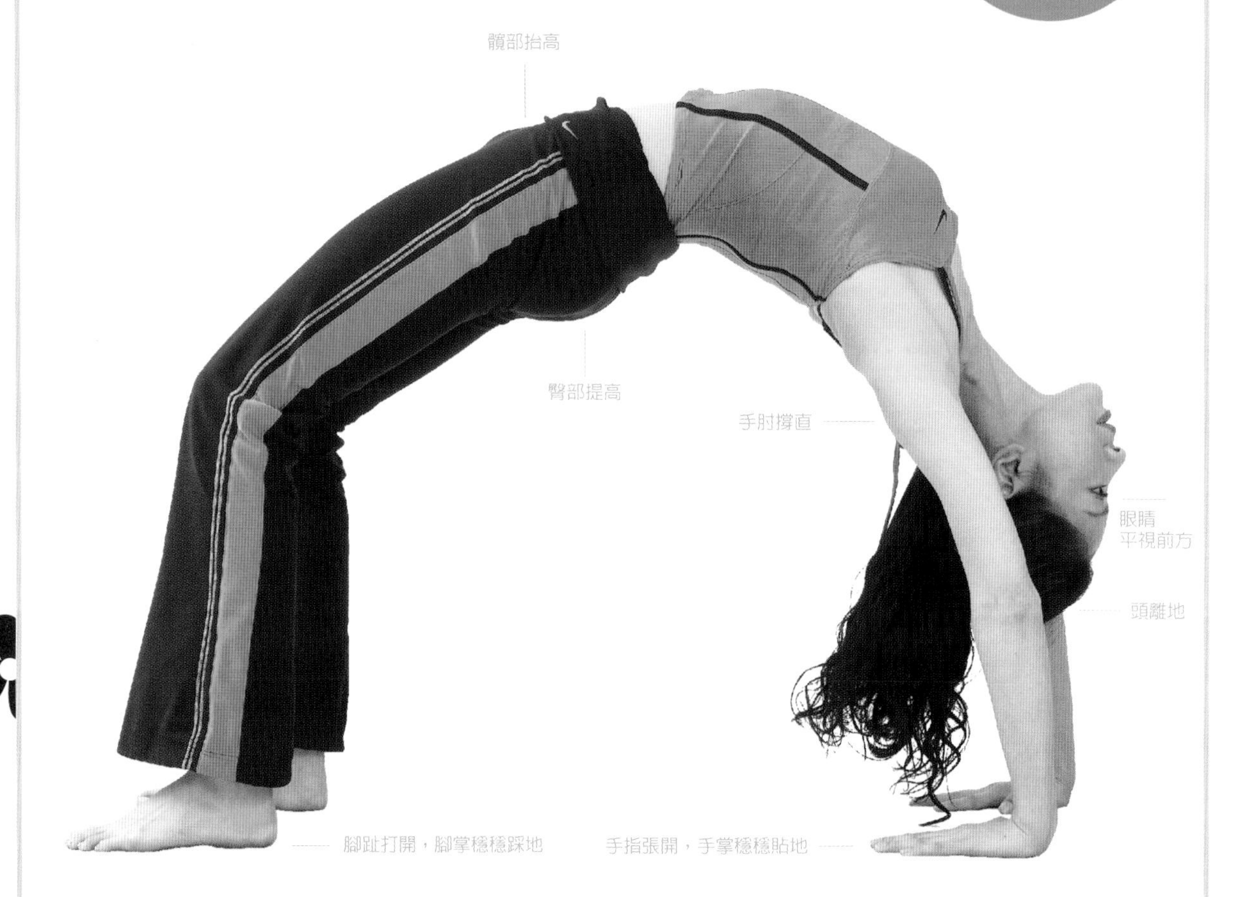

進階 若是感覺身體的柔軟度可以的人，可試著將雙腿伸直（不需將雙腿伸的很直，感覺是拉長雙腿），將身體重心移到手掌上，增強肩膀的力度與柔軟度，拓展心胸（擴胸）。呼吸停留30秒（6~8個呼吸）。

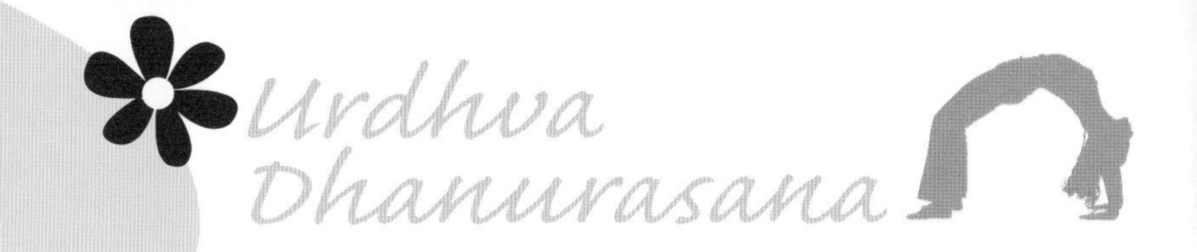

5 回復時彎曲雙手臂與雙腿，將頭輕放在地上。

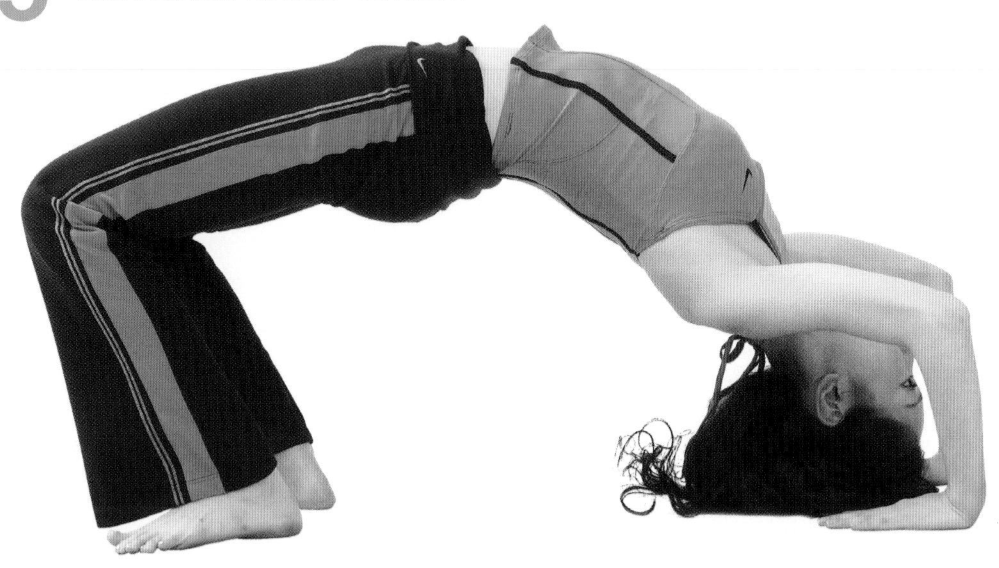

6 回到預備位置。

可以手將雙腿抱近身體，在半身休息式（P.113）停留調息，用反向的動作舒展背部。可練習三回以上。

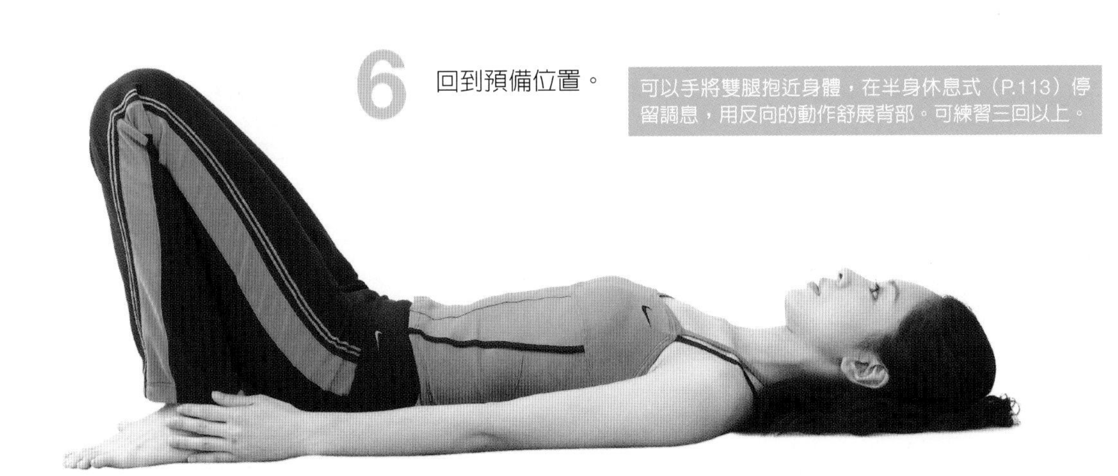

Blackie老師的叮嚀

練習輪式前的暖身需確實實施，若當天覺得身體狀況不佳請不要勉強，可以橋式替代。輪式的手腕施力頗大，手腕關節受過傷的人須小心練習，覺得痛就放下休息。也要小心手因汗水滑動不穩定會造成腰背受傷。總之，切記！輪式要慢慢的練習，不要勉強。

基本棒式

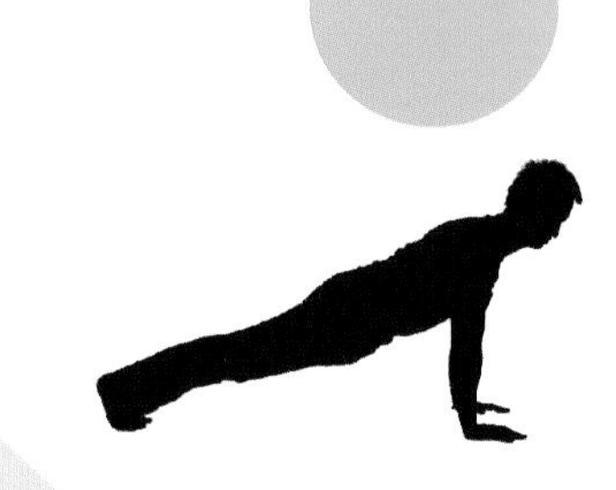

Chaturangasana

棒式因身體方向的不同有幾個不同的姿勢，主要都是訓練手臂的支撐力，也是為以手支稱平衡的體位法做準備。

基本棒式是面向地板的體位法，練習時呼吸要保持順暢，很多學員在練習這個體位時容易憋氣。上半身肩膀、脊椎、腹背肌群的位置要確實，穩定住身形，你將會感受到能量由內在提起，專注力提昇。

功能：

（1）改善駝背，強化上身的穩定性。
（2）強化手臂、肩膀與手腕的支撐力。
（3）增強腰背的力量。

1 從貓式的預備動作四足跪姿（All-4）開始，雙手與肩同寬（或寬一點）置於肩膀的下方，手指自然的張開朝前，手臂垂直地面；雙膝與髖部同寬在骨盤的下方，膝蓋在髖部正下方，大腿垂直地面，腳背平貼地面。收腹延展脊柱，不要聳肩，身體重量分攤於雙手與雙腿。吸氣預備。

POINT：
四足跪姿是個簡單放鬆的姿勢，要注意的重點在於手掌穩穩撐地，但不要把全身重量放在手臂和肩膀，要放鬆肩膀，收小腹，將身體的重量平均的分攤在手臂與膝蓋。

放鬆肩膀
頭、頸、脊柱成一直線
眼光注視
雙手前的地面
大腿垂直地面
收緊腹部
手臂垂直地面
腳背平貼地面
膝蓋在髖部正下方
手指朝前，手掌平貼地面

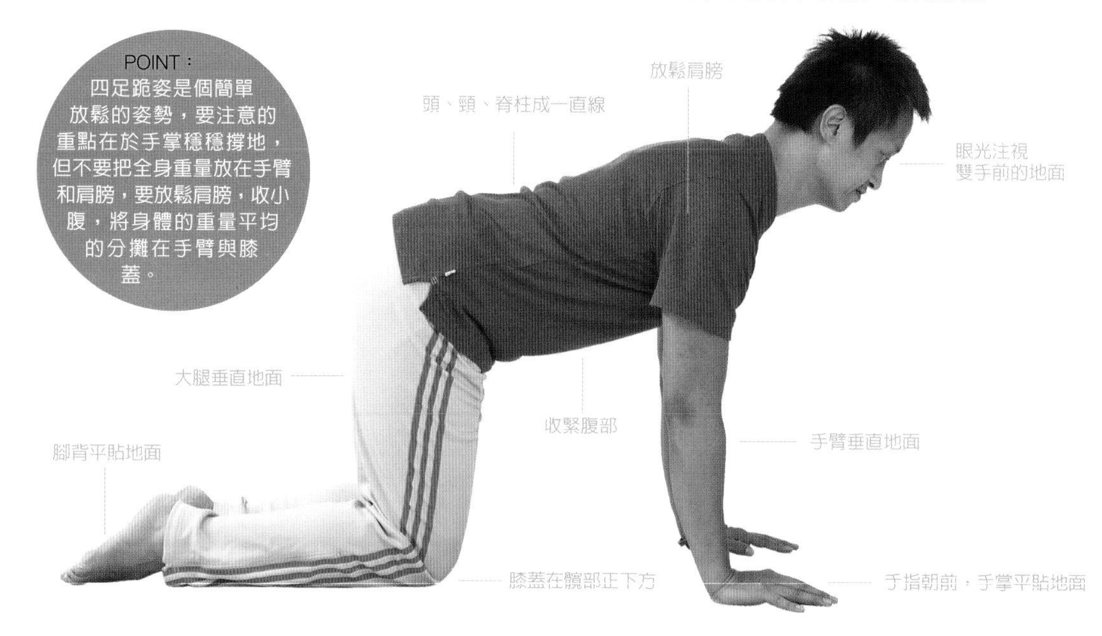

2

吐氣，雙腿伸直併攏，以腳尖蹬地、腳跟盡量向後延伸，因個人身體比例的不同，可於此時調整腳的位置，但是重心不可往後移，維持雙手在肩膀的下方撐地。頭與腳跟反方向拉扯的延展，不聳肩，收腹收臀挺直背脊，保持頭頸在脊椎的延伸線上，坐骨順著臀部大腿朝向腳跟維持一直線，手肘放鬆不鎖死。呼吸停留30秒（3~6個呼吸）。

POINT：
從側面看去，從頭到腳底是一條斜線。所以練習時要多對著鏡子看，不可讓肚子掉下來、臀部翹起來喔！要讓重量分攤在上下肢，以腹部和大腿撐起下半身，手臂支撐上半身，如果只以手腕手臂的力量撐起全身，很容易讓手腕受傷。

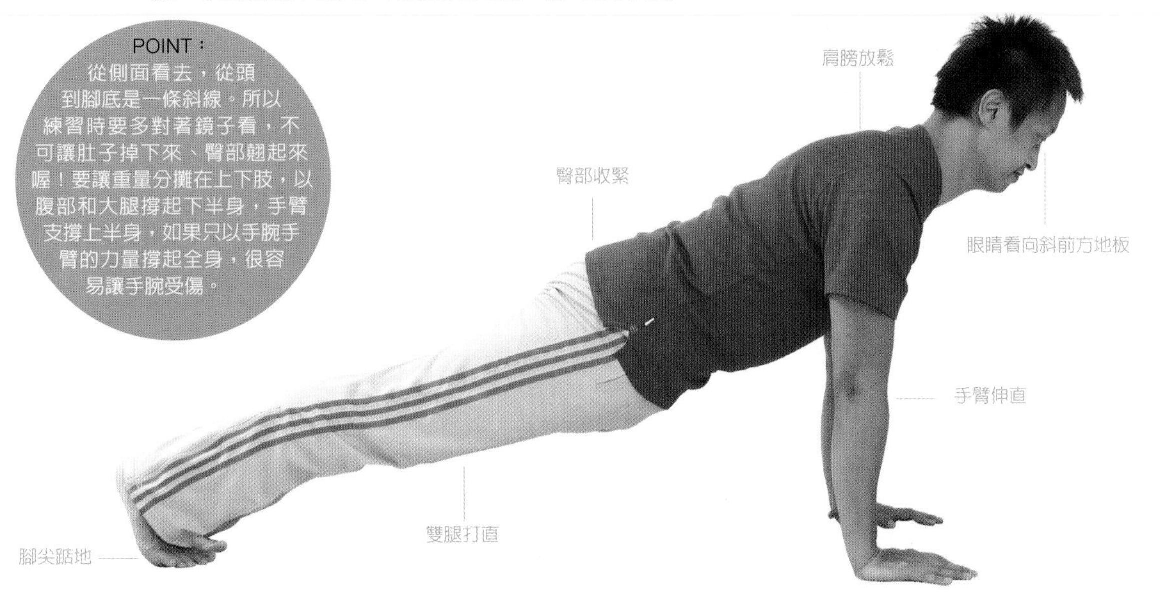

替代 替代：若不習慣或力量不足，可將雙膝置於地板，還是要注意身體軀幹的穩定，脊椎反向拉長的延伸，不聳肩駝背，收腹挺直脊柱。

3

吐氣回到四足跪姿。

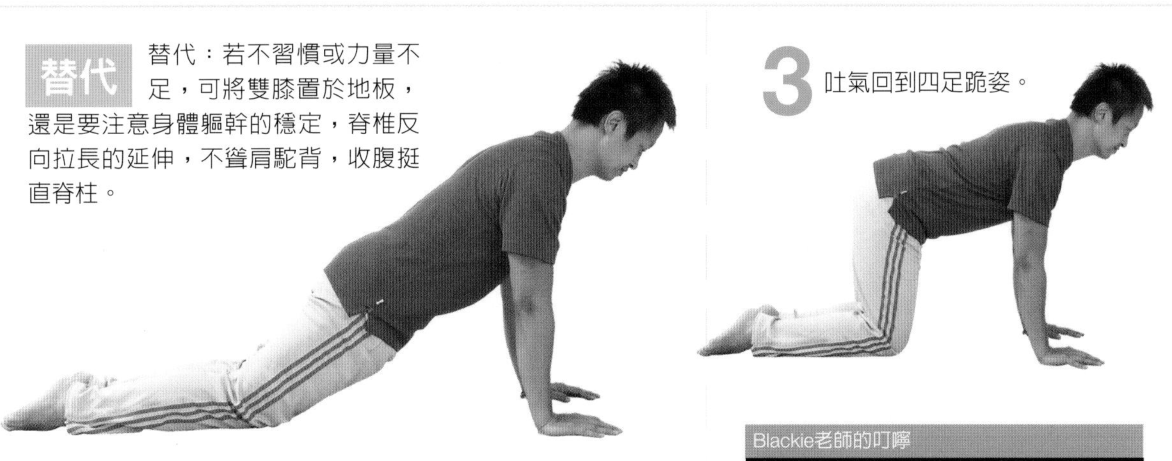

Blackie老師的叮嚀

1. 手臂受傷的人（尤其是手腕關節）練習棒式時若是覺得疼痛就放下休息，手臂的力量要慢慢加強。
2. 因為棒式用力較大，有心臟病與高血壓的人要小心練習，要保持呼吸的順暢。

完成以上的動作後，可用兒童式（P.114）休息調息，可練習棒式三回。

鱷魚式

Chaturangasana Dandasana

chaturanga 是梵文的4，anga 則是肢體，danda是竿子、棒子，意思就是將全身的四肢撐好，像個棒子般。一般人則因其形狀而稱這個體位法為鱷魚式，這是基本棒式的強化動作，身體的力度與穩定性都受到很大的挑戰，而且可提升肩膀的韌性。

功能：

（1）強化手臂的支撐力。
（2）調整修飾肩膀線條。
（3）強化腹背的穩定性。
（4）修長體線。

1 從四足跪姿開始，撐起到棒式。

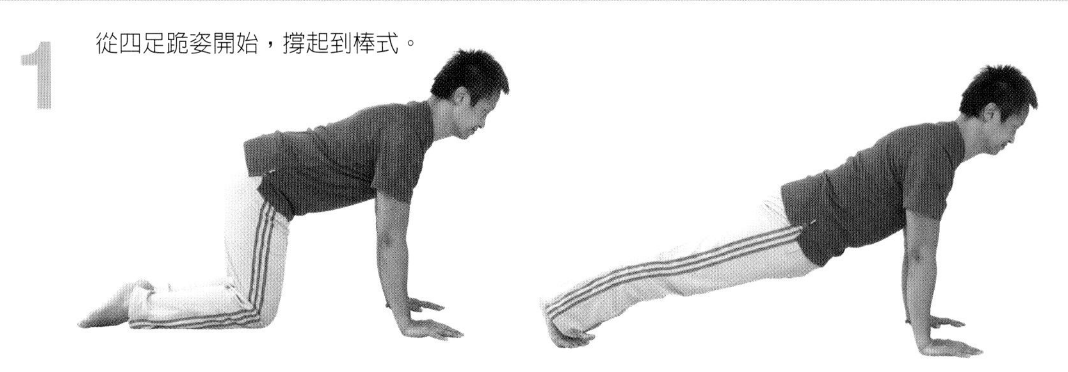

2 吸氣預備，吐氣，手肘彎曲靠近身體，像是做伏地挺身般整個身體平均下移，除了手掌撐地和腳尖踮地外，全身不可碰到地上。頭與腳跟反向拉長延展身體，肩頸不緊張不聳肩，臀部不翹起，不要抬頭與低頭。停留3~6個呼吸。

POINT： 從棒式轉換到鱷魚式好像在做伏地挺身，但是要收著手肘做伏起挺身，這樣可以收縮手臂內側的肌肉，訓練到我們的肱二頭肌與肱三頭肌。手肘盡量貼近身體，下手臂與地面垂直，用腹部、背部和手臂的力量支撐全身。加油！這個動作可以強化我們的肌耐力。

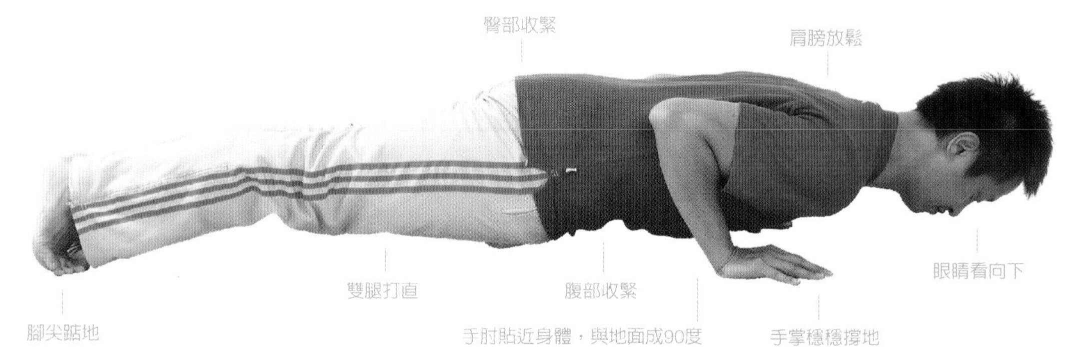

替代 若一開始肌力不足或不習慣，可試著將雙膝著地、小腿和腳背貼地，用手臂來推起上半身。但還是要保持身體的直挺，手肘靠近身體不外開，呼吸停留。

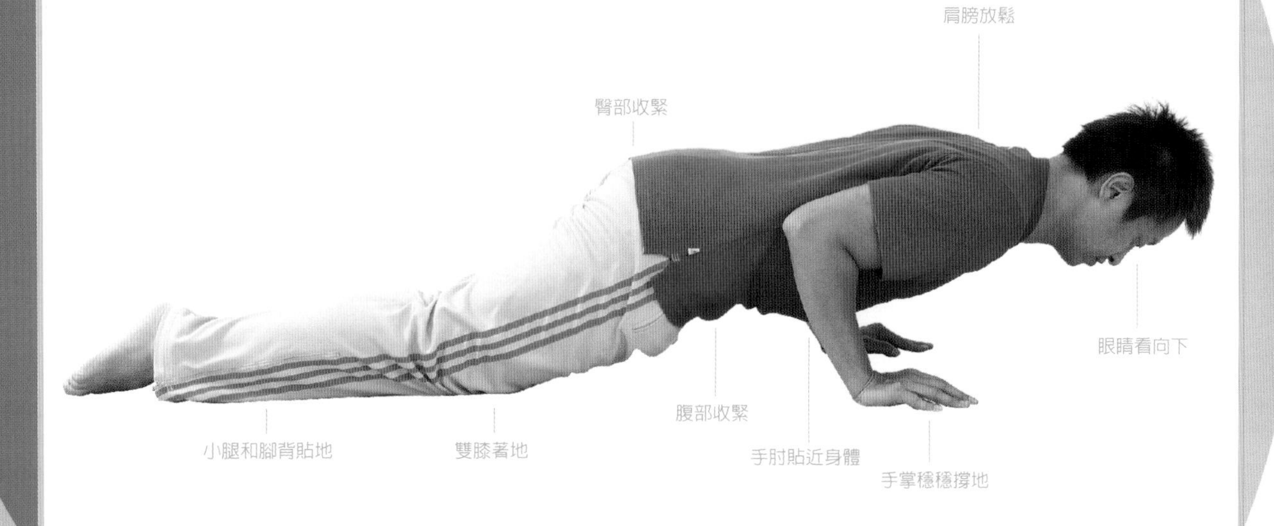

3 回復時先吐氣，將身體回到棒式，再到四足跪姿。

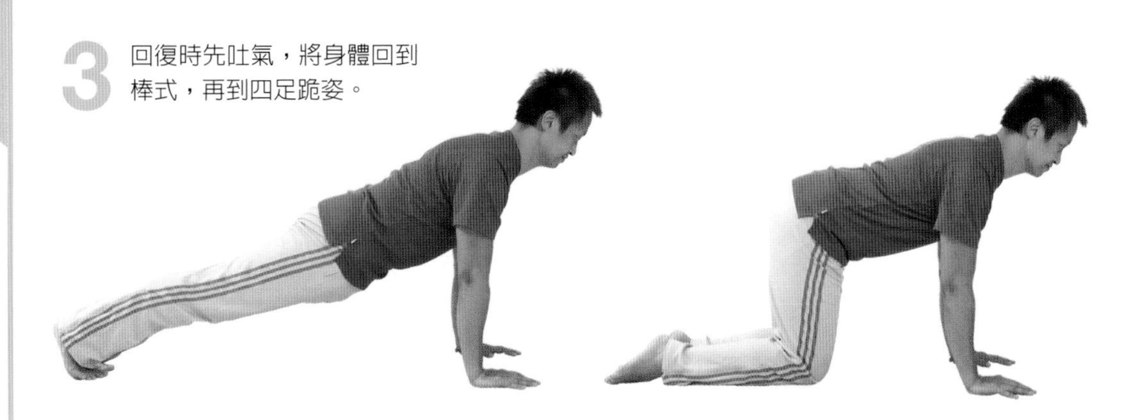

完成以上的動作後，可用兒童式（P.114）休息調息，可練習鱷魚式三回。

單腿棒式

如果練習一段時間，覺得體力進步了，可以再接受挑戰，建議你選擇練習單腿棒式和單腿鱷魚式。

1 從四足跪姿開始，撐起到棒式。

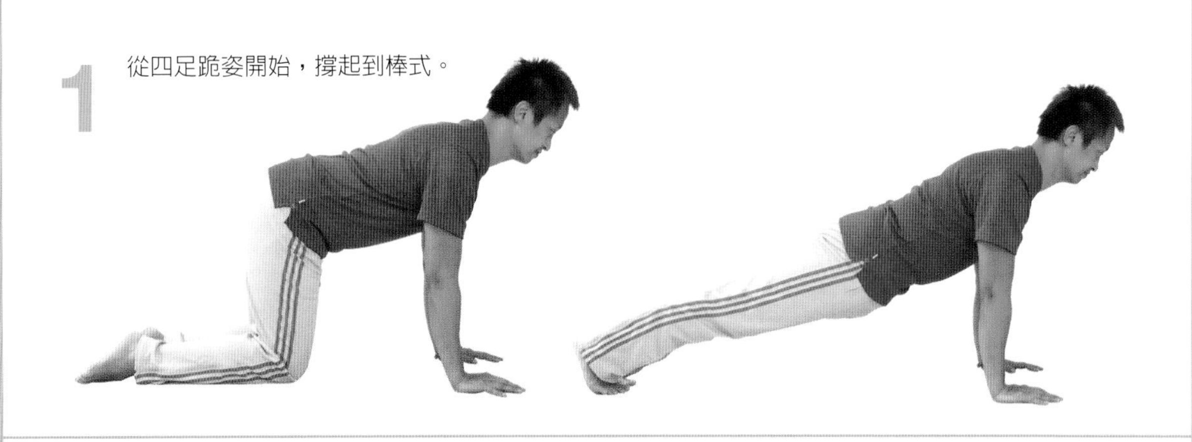

2 緩緩的將右腳尖離地，但右腿不向上向下移動，仍維持一樣的水平，身體也還是保持成一條斜線般的拉長延展。注意全身的平衡，不要因抬腿而造成骨盤的歪斜，呼吸停留約30秒，把右腳擺回到棒式，再換左腳練習。

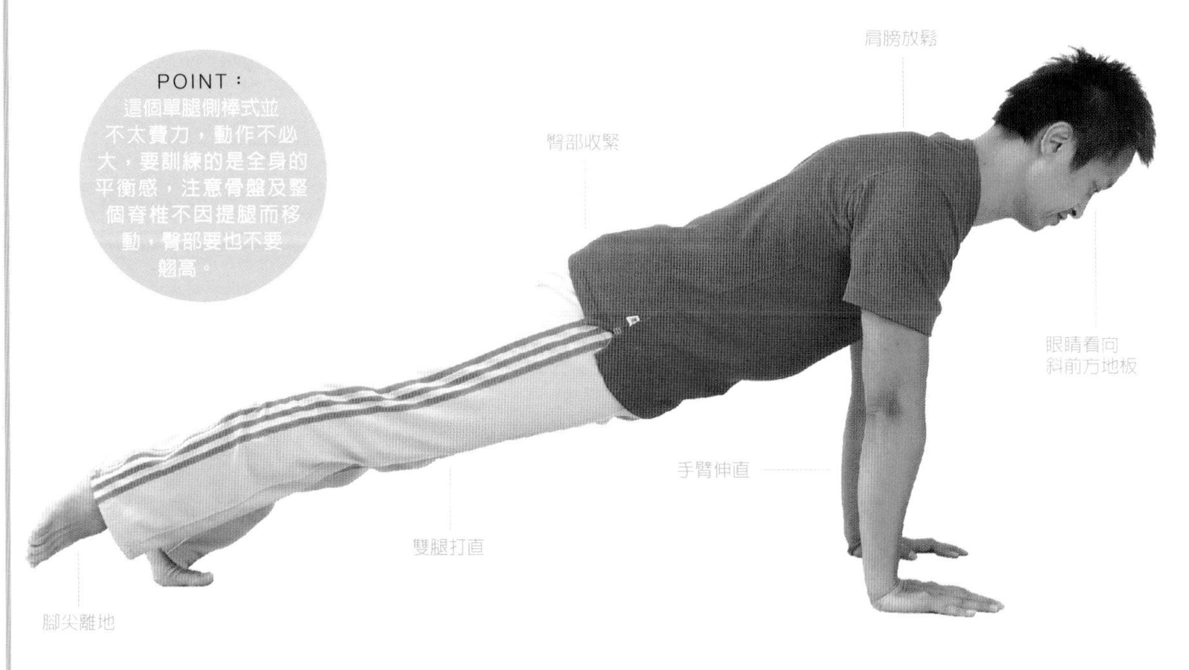

POINT：
這個單腿側棒式並不太費力，動作不必大，要訓練的是全身的平衡感，注意骨盤及整個脊椎不因提腿而移動，臀部要也不要翹高。

3 回復時先吐氣，將身體回到棒式，再到四足跪姿。

完成以上的動作後，可用兒童式（P.114）休息調息，可左右練習三回。

單腿鱷魚式

1 單腿鱷魚式是從單腿棒式開始。

2 吸氣預備，吐氣，手肘彎曲靠近身體，身體向下移，頭與腳跟反向拉長延展身體，肩頸不緊張聳肩，臀部不翹起，不要抬頭與低頭。呼吸停留3~6個呼吸。

POINT：
單腿鱷魚式力度比較高，注意身體的穩定，不一定要停留很久，不要憋氣住專注順暢的呼吸。

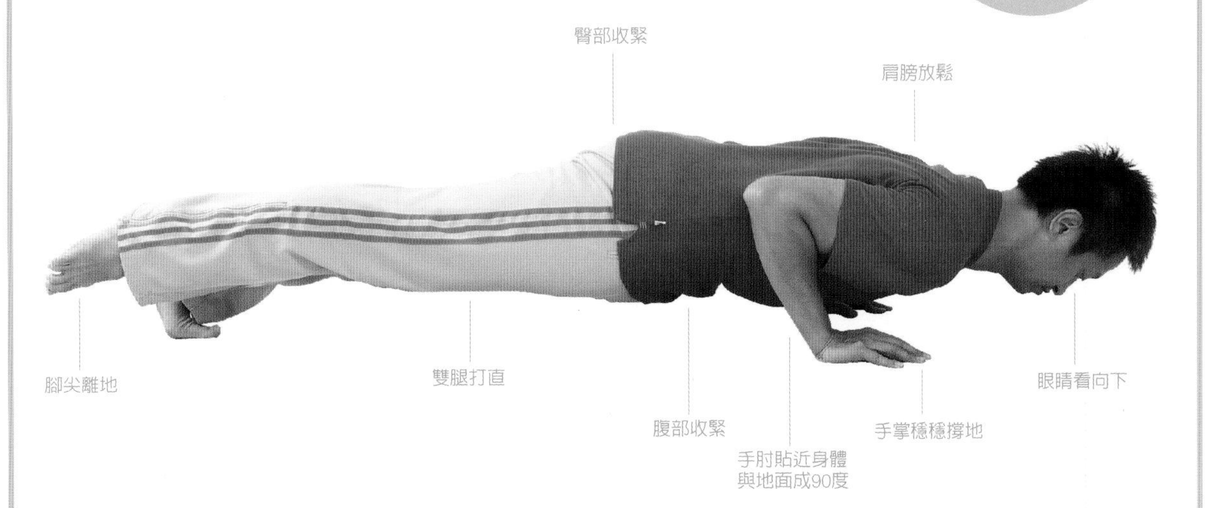

3 吸氣預備，吐氣將身體撐起至預備位置，換邊開始練習。若撐不起來，可先將膝蓋放在地上，再用手臂將身體撐起。

完成以上的動作後，可用兒童式（P.114）休息調息，可左右練習三回。

Blackie老師的叮嚀

因棒式和鱷魚式都是以手支撐的動作，肩頸受傷與手臂受傷的人要小心，可用替代動作來慢慢的強化身體。棒式也是很用力的，所以有心臟病與高血壓者要小心實施。

側邊棒式

Vasisthasana

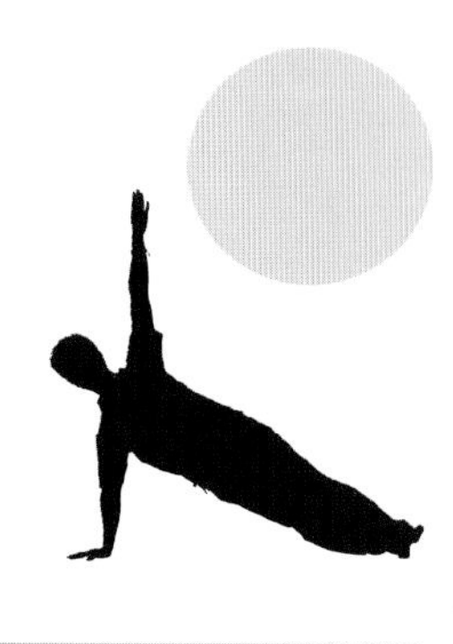

雖然側邊棒式是單手的支撐，但比起棒式反而是比較容易練習的，因為這個位置的上肢很好調整與施力。

功能：
（1）強化上身的穩定性。
（2）強化手臂、肩膀與手腕的支撐力。
（3）增強身體側邊的平衡力。

1 從四足跪姿開始，撐起到棒式。

2 將整個身體轉向左，重心移到右手，右手掌穩穩的撐在地上。雙腿併攏伸直，以右腳的腳邊（腳刀）撐地，左腳輕輕疊在右腳上。腳站穩後，緩緩伸起左手，指尖朝上。兩個肩膀都要放鬆不聳肩，延展脊椎，腹部緊收，臀部不要往後倒，雙眼直視前方（也可看上方的手），感覺自己像一根靠牆而立的棍子。呼吸停留30秒（6~8個呼吸）。

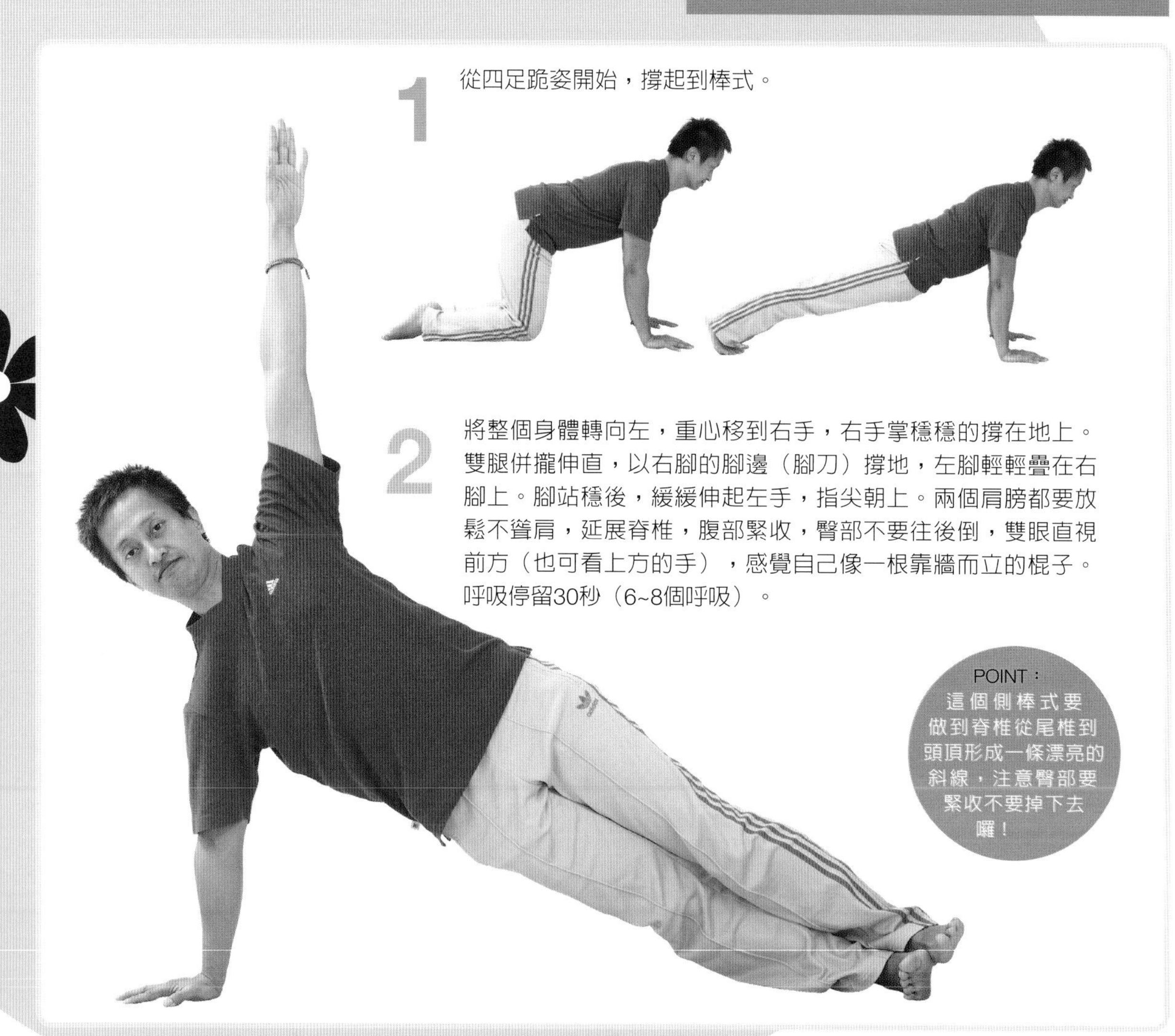

POINT：
這個側棒式要做到脊椎從尾椎到頭頂形成一條漂亮的斜線，注意臀部要緊收不要掉下去囉！

替代 也可以試著將左腳踩在右腳的前方，左腳內緣踩地，右腳腳刀踩地，這樣比較容易維持肌耐力。若是身體的力度與穩定性不足，可將下方腿的膝蓋著地練習，右手臂與右大腿垂直地板，注意要延展脊椎不聳肩。

向上伸直
腹部收緊
臀部收緊
肩膀放鬆
手掌穩穩撐地
雙腿打直
以腳刀貼地

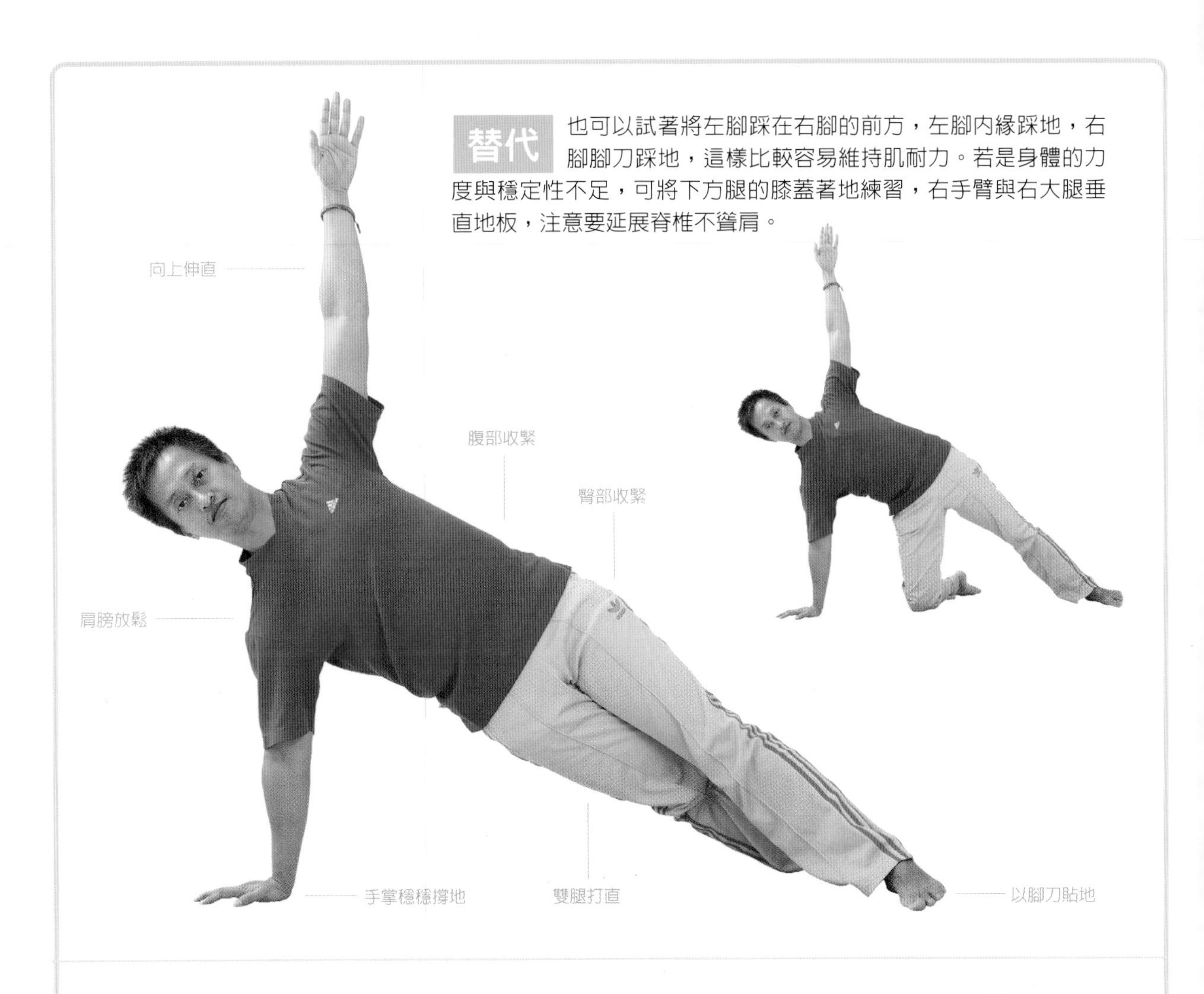

3 將身體回到棒式，再到四足跪姿。

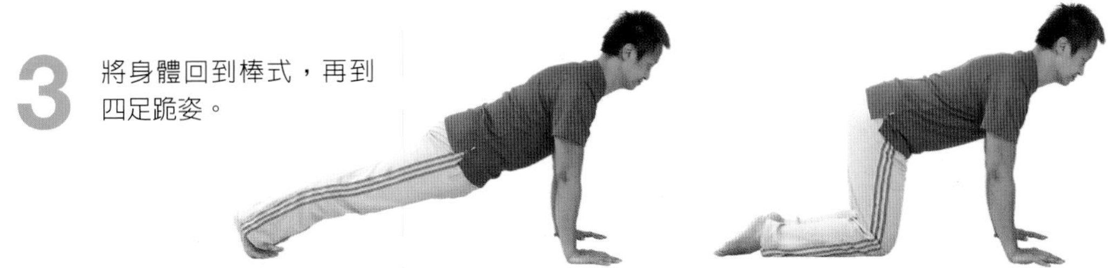

完成以上的動作後，可用兒童式（P.114）休息調息，再換邊練習。左右算一回，可練習三回。

Blackie老師的叮嚀

練習側邊棒式時要注意軀幹的穩定，剛開始支撐的手會發抖是正常的，但覺得不穩定就放下休息，或以替代動作來練習，以免造成手臂與手腕受傷。

反向棒式

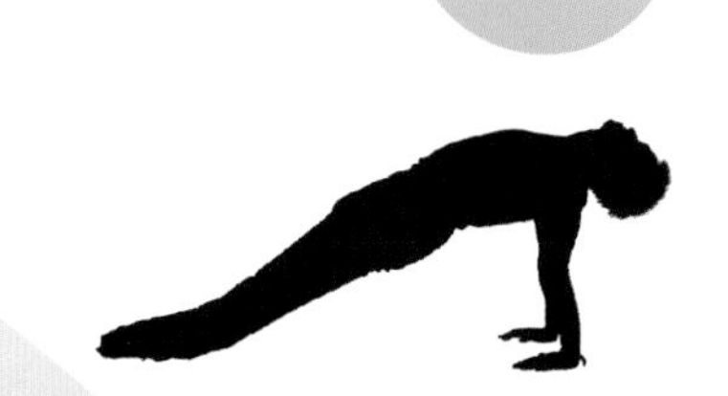

Purvottanasana

Purvottana是梵文「正面伸展」的意思，反向棒式就是面朝上的姿勢，除了力度的訓練，還有肩關節柔軟度的訓練。施力的感覺與棒式不同，要注意身體位置的定位。這是打開身體前方的體位法。

功能：

(1) 強化上半身的穩定性。
(2) 強化手臂、肩膀與手腕的支撐力。
(3) 強化下背部、臀部與大腿後側。
(4) 緊實腰背，修飾臀腿的線條。
(5) 擴胸。

1 併腿坐在地上，雙手置於身體兩側的地上，手指自然分開朝前，雙眼凝視前方。

2 身體稍微後傾，雙手沿著地板向身體後方移，腹部緊收，直背不聳肩。

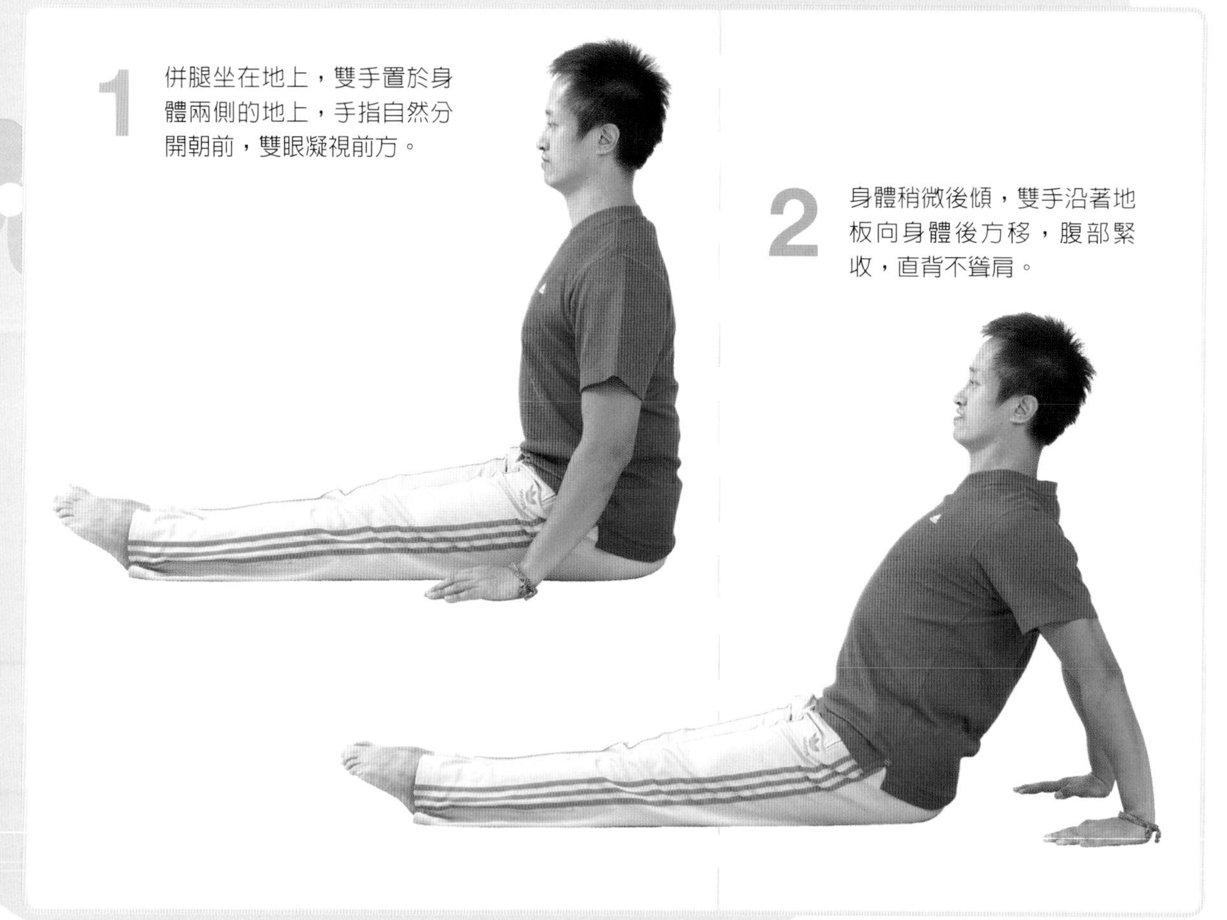

3

吸氣，臀部上提，將身體往上挺起，整個身體延伸成弧線，腹部緊收，不聳肩，腳掌腳尖盡量延伸觸地，眼睛看向上方。感覺自己像一座溜滑梯，延展挺立。呼吸停留30秒（6~8個呼吸）。

肩膀放鬆
眼睛看向上
雙腿打直
腹部收緊
手伸直
臀部收緊
腳掌腳尖貼地
手掌穩穩撐地

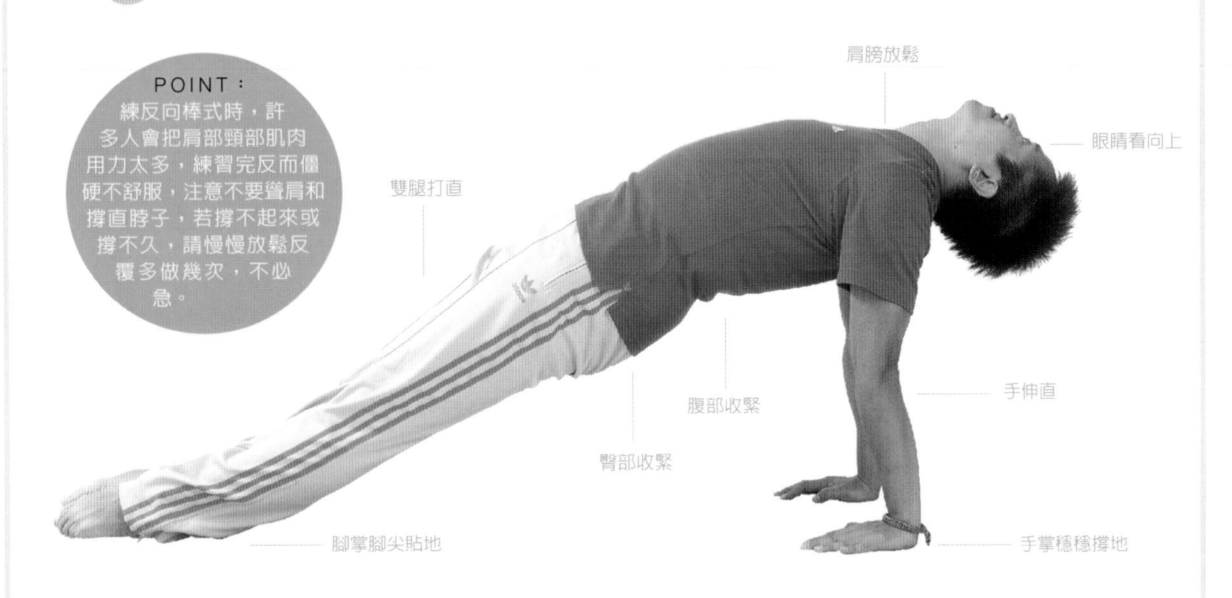

POINT：
練反向棒式時，許多人會把肩部頸部肌肉用力太多，練習完反而僵硬不舒服，注意不要聳肩和撐直脖子，若撐不起來或撐不久，請慢慢放鬆反覆多做幾次，不必急。

4

吸氣預備，吐氣時緩緩將身體放下到預備位置。

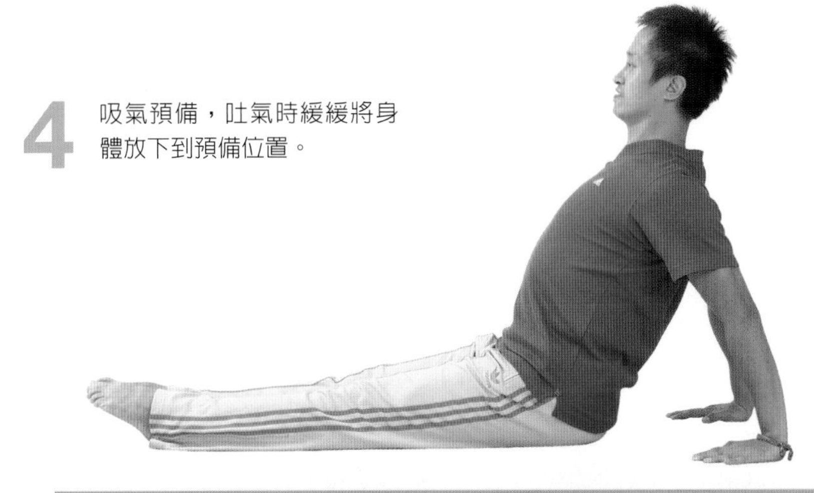

完成以上的動作後，可用身體前彎（P.24）或兒童式（P.114）休息調息，舒緩背部後再從頭開始，可練習三回。

Blackie老師的叮嚀

身體的訓練要平衡，瑜珈除了常做些面朝下的彎腰動作外，也有很多正面朝上的反向動作，因此可帶動體內循環的平衡，而達到心緒的穩定。而反向棒式是訓練手支撐力的另一個方向的體驗。若是肩頸受傷的人，不建議練習此動作。小心肩膀與手腕，避免扭傷。

鋤式

Halasana

鋤式又叫犁鋤式，Halas就是梵文的犁鋤。這個體位法與肩立式都是直接對肩頸受壓，要身體活動後才可實施。鋤式是上下顛倒的體位，也是練習倒立動作前的輔助動作之一。鋤式會帶給身心上的紓解，無論是肩頸的緊繃與生活壓力所造成的心緒不穩定，好好的練習鋤式會有意想不到的舒服。

功能：

（1） 強化與柔軟肩頸部。
（2） 增強心肺功能，強健呼吸系統。
（3） 強化喉輪，甲狀腺、副甲狀腺的平衡，穩定心緒。
（4） 修飾腿部臀部線條，修長身形。
（5） 刺激胸腺，增強免疫系統。
（6） 舒緩肩、頸、背的緊張，使全身舒暢。
（7） 提振精神，有醒腦的功效。
（8） 刺激腸胃器官，提昇消化功能。

1 仰臥預備，雙手臂延伸置於地上，手掌朝下，吸氣。

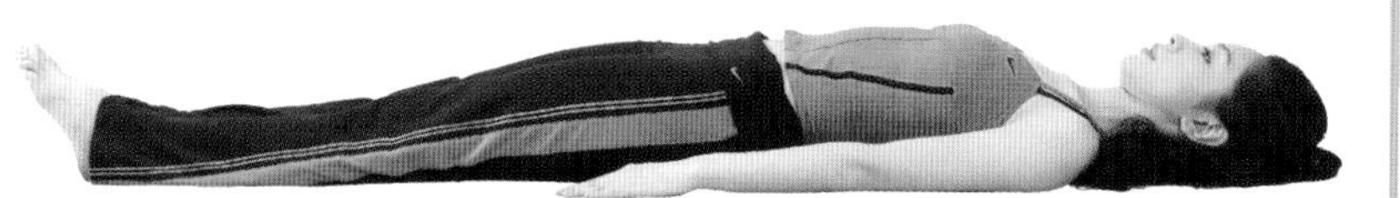

2 吐氣，運用手臂與腹部的力量，將臀、腿抬起，雙腳尖踩在頭上方的地板上，手撐住腰後下背部，手肘撐地，放鬆肩頸的後方，保持呼吸順暢，胸口靠近下巴，腹部不要鬆垮，背部放鬆，呼吸停留。停留的時間最長不可超過5分鐘。

雙腿伸直
手支撐背部
背部放鬆
腳趾尖碰觸地板
手肘撐地不外開
肩頸放鬆

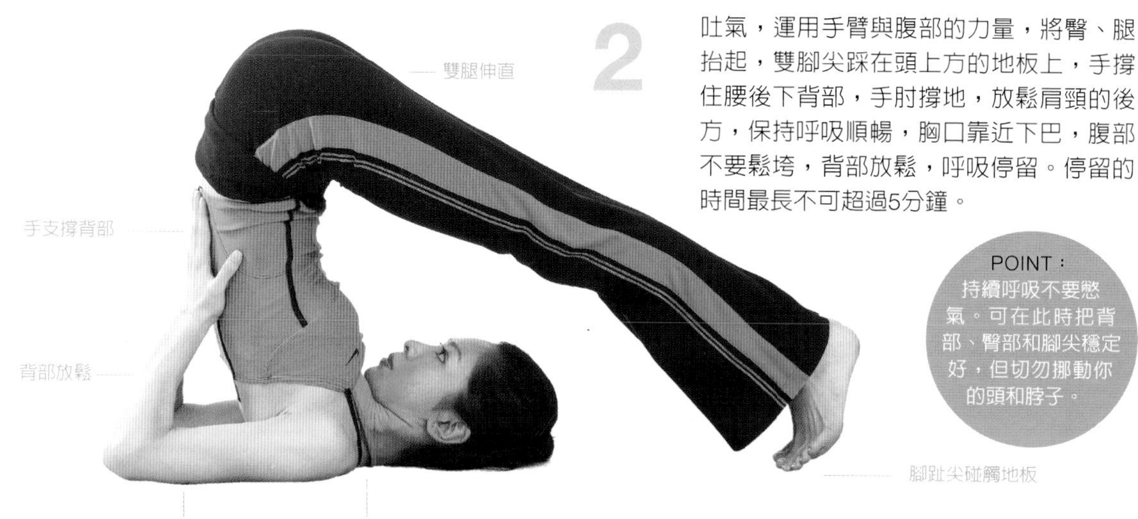

POINT：
持續呼吸不要憋氣。可在此時把背部、臀部和腳尖穩定好，但切勿挪動你的頭和脖子。

3

若腳尖踩地、身體穩定好；肩膀柔軟度好的學員可試著將雙手離開後背，雙臂伸直放在地上，雙手反握貼地，同樣的要維持呼吸順暢。

雙腿伸直
背部放鬆
手掌反握貼地
手臂伸展
肩頸放鬆
腳趾尖碰觸地板

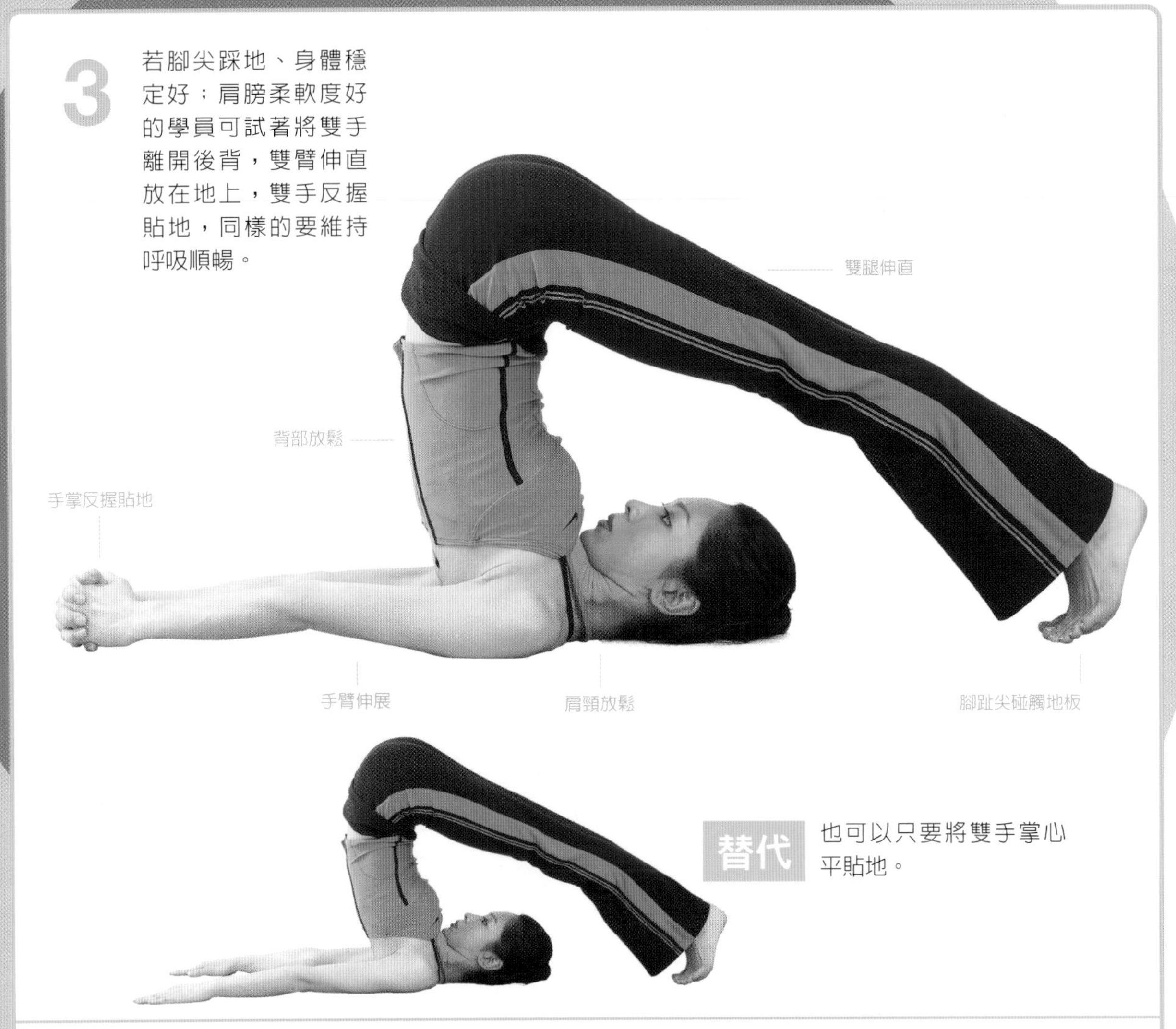

替代 也可以只要將雙手掌心平貼地。

4

回復時先將雙手撐起腰背，膝蓋彎曲放在額頭上，來舒緩身體壓在肩頸的重量。再用手幫忙將身體緩緩的放到地上，不要摔下來撞擊地面，小心別讓肩、頸、背脊受傷。

POINT： 鋤式放下來時要特別小心，全程以手支撐好背部，一節一節的緩緩將臀和腿放下，小心不要掉下來，讓身體撞擊地板，造成後背脊椎受傷。

完成以上的動作後，可用魚式（P.104）做反向伸展與調息。可練習三回。

Blackie老師的叮嚀

因鋤式將身體重量置於肩頸，有心臟病與高血壓的人不可練習，脊椎受傷（尤其是頸椎）與椎間盤凸出的人也不可實施鋤式。孕婦不推薦練習鋤式，若有輔助器材（瑜珈椅、或腳踩牆壁）讓腹腔壓力減少，則視孕婦的懷孕階段（肚子大小）與懷孕前的運動習慣，以及醫師的建議來看是否可實施鋤式。女生月經來時也不可進行鋤式。

肩立式

Salamba Sarvangasana

Salamba是梵文的支撐，Sarvanga是全身，就字意就知道這是一個全身的支撐動作。雖然稱為肩立式，其實是將身體重量放置於肩與頸，將下半身指向天花板，只有肩頸在地上，肩頸所承受的壓力相當大，對於身體的循環刺激很大，能幫助血液循環、呼吸通暢，而軀幹的穩定與平衡是在練習肩立式最需專注的部份。

肩立式有體位法之王（King of the Asana）的說法，因為肩立式對於身體的助益是全面性的。

功能：

（1）強化與柔軟肩頸部，增強身體的穩定性。
（2）增強心肺功能，強健呼吸系統。
（3）強化喉輪，甲狀腺、副甲狀腺的平衡，穩定心緒。
（4）修飾腿部臀部線條，修長身形。
（5）刺激胸腺，增強免疫系統。
（6）舒緩肩、頸、背的緊張，使全身舒暢。
（7）提振精神，有醒腦的功效。對於感冒有治療的效果。

1 仰臥預備，雙手臂延伸置於地上，手掌朝下，吸氣。

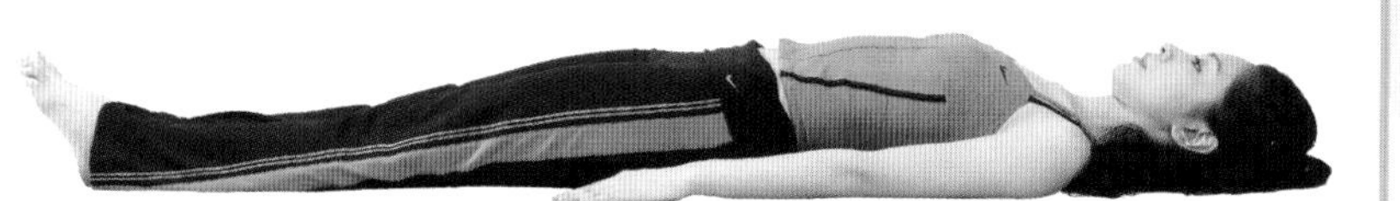

2 吐氣，運用手臂與腹部的力量，將臀、腿抬起，彎曲膝蓋放在額頭上，雙手撐住腰背部，手肘撐地，放鬆肩頸的後方，保持呼吸順暢，胸口靠近下巴，腹部不要鬆垮，背部放鬆，慢慢調整到身體盡可能的垂直於地板。

POINT：
可在此時小心的調整身體的平衡，為下一個動作做準備。注意看自己的兩手肘是否靠向身體不外開，背部到臀部是否成一條垂直線，垂直於地板；持續呼吸不要憋氣。

手支撐背部
背部放鬆
膝蓋輕碰額頭
手肘撐地不外開
肩頸放鬆

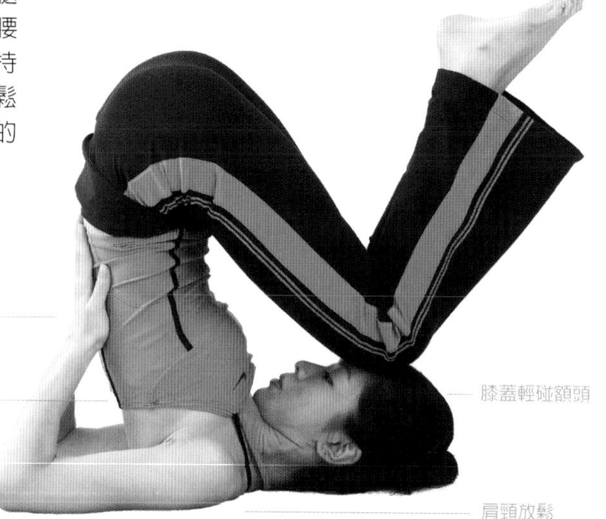

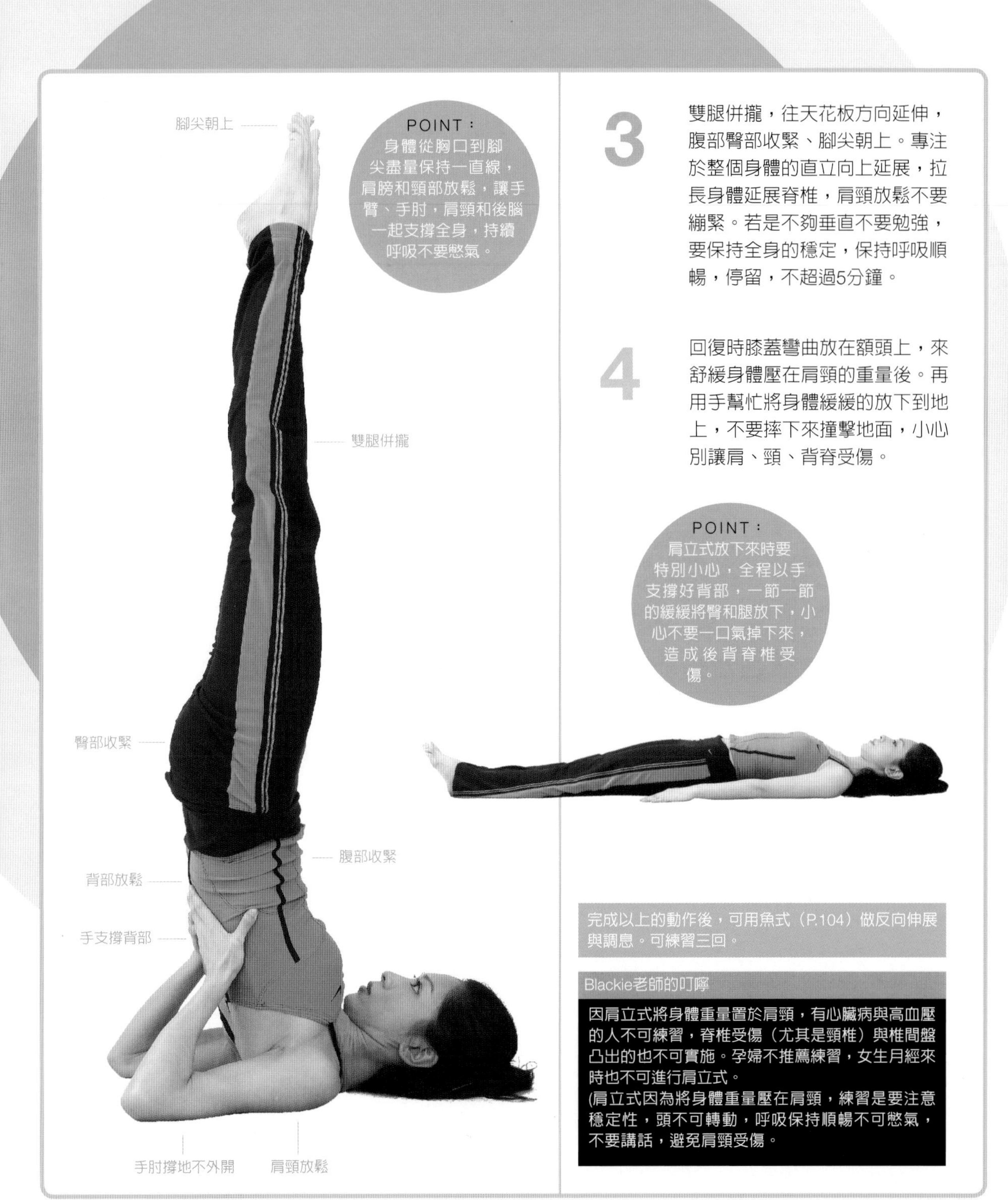

3 雙腿併攏，往天花板方向延伸，腹部臀部收緊、腳尖朝上。專注於整個身體的直立向上延展，拉長身體延展脊椎，肩頸放鬆不要繃緊。若是不夠垂直不要勉強，要保持全身的穩定，保持呼吸順暢，停留，不超過5分鐘。

4 回復時膝蓋彎曲放在額頭上，來舒緩身體壓在肩頸的重量後。再用手幫忙將身體緩緩的放下到地上，不要摔下來撞擊地面，小心別讓肩、頸、背脊受傷。

完成以上的動作後，可用魚式（P.104）做反向伸展與調息。可練習三回。

Blackie老師的叮嚀

因肩立式將身體重量置於肩頸，有心臟病與高血壓的人不可練習，脊椎受傷（尤其是頸椎）與椎間盤凸出的也不可實施。孕婦不推薦練習，女生月經來時也不可進行肩立式。
(肩立式因為將身體重量壓在肩頸，練習是要注意穩定性，頭不可轉動，呼吸保持順暢不可憋氣，不要講話，避免肩頸受傷。

魚式

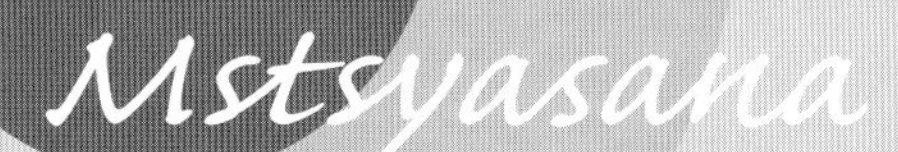

魚式可作為鋤式與肩立式的反向伸展動作，練習停留時間為鋤式與肩立式的三分之一即可，要專注於擴胸與上半身前方的伸展。

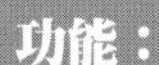

（1） 消除頸部的緊張，強化與柔韌頸部的肌肉。
（2） 平衡甲狀腺與副甲狀腺，改善新陳代謝。
（3） 頭頂地刺激頭顱內部的循環。
（4） 擴胸，有助於提升睡眠品質，平穩心緒。
（5） 強化腰背部，修飾線條。
（6） 增強下腹腔（骨盤）的循環，有效調理內部器官。
（7） 舒緩及改善經期不順。

1 仰臥預備，雙腿併攏伸直，手肘撐地。

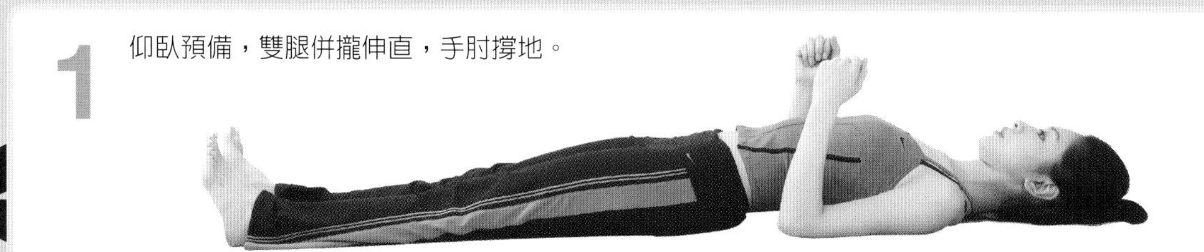

2 手肘往下撐起上半身，從腰背往上拱起，輕輕抬起下巴，讓頸部向後傾，頭頂頂地，打開喉嚨與身體前方。臀部好像坐在地上，肩膀放鬆不聳肩，身體的重量不要往下壓，感覺胸口往上延展，好像被吊起來，雙腿放鬆，將大腿後側穩穩的放在地上。

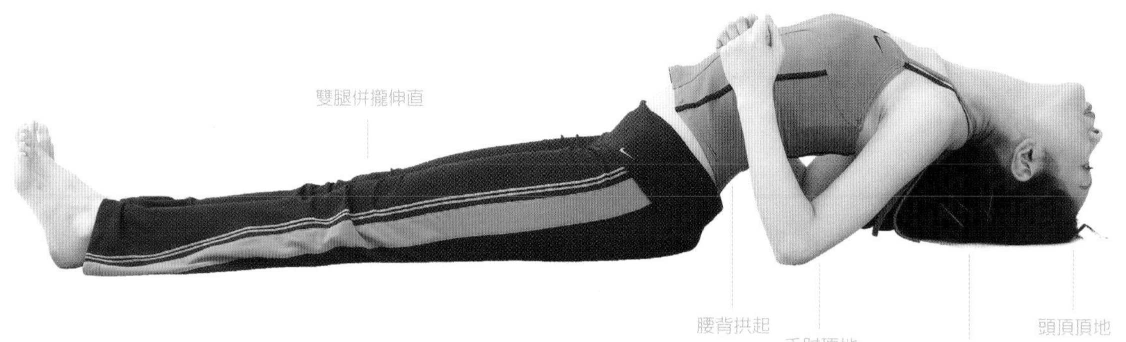

3

雙手合十輕放腹部前方，肩膀不要緊張，專注於呼吸的順暢以及身體呈拱型的往上延展，呼吸停留約1~2分鐘。

POINT： 若覺得肩頸的壓力過大不舒服，或脊椎後仰的柔軟度不夠，可維持在上一個動作，以手肘撐地的姿勢呼吸停留。

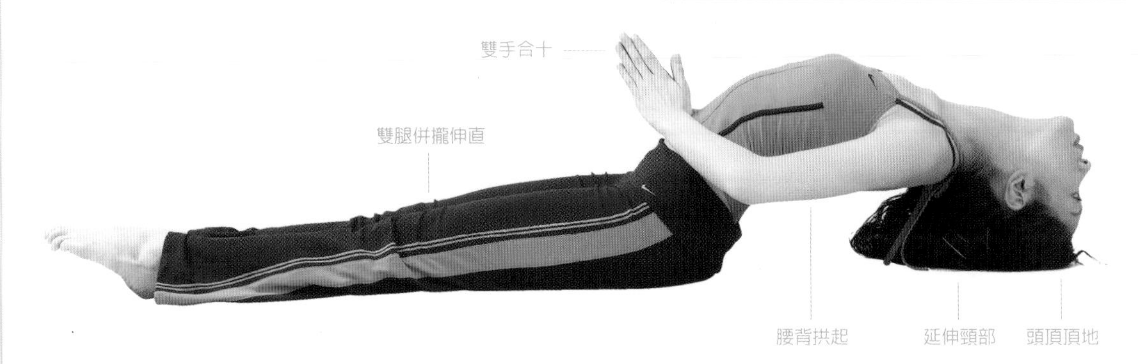

4

經過練習若覺得身體延展力增加，且肩頸的柔韌度進步，可將合十在腹部前方的手臂拉長，往頭部後方的地上延伸，不一定要將雙手放在地上，放鬆肩膀，保持呼吸順暢。

POINT： 這是一個放鬆的姿勢，手肘與後腦的力道都是輕的，可將注意力專注在身體呈拱型的延展上。

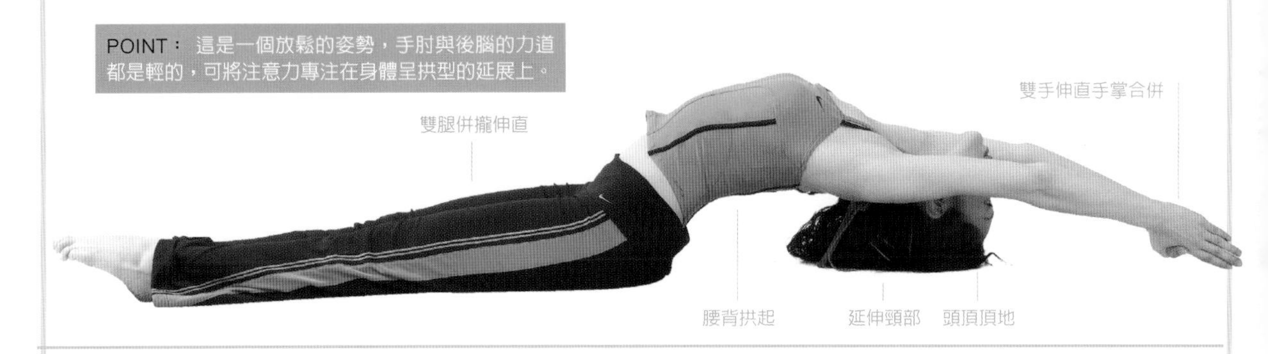

5

回復時將手肘撐地，再將身體平放下來到預備姿勢。

完成以上的動作後，可用用雙手將腿抱近身體至半身休息的姿勢（P. 113），反向伸展並調息。可練習三回。

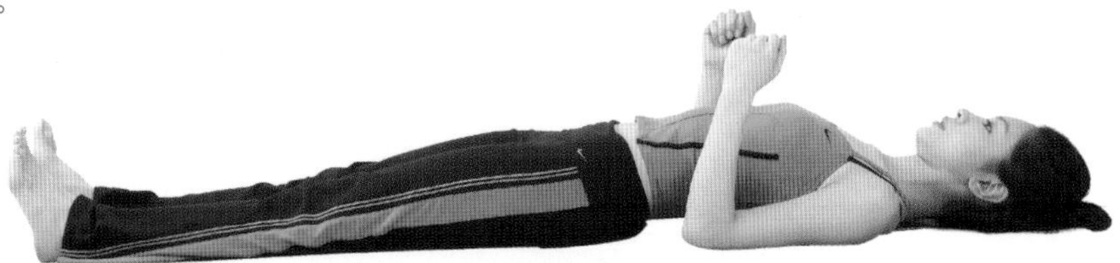

Blackie老師的叮嚀

魚式練習時要注意不要將重量下壓，感覺是條浮在水面上的魚，讓身體的前方延展，好像有人攔腰抱起的向上提拉的延伸。脊椎受傷的人要小心練習魚式，尤其是頸椎受傷的人不推薦實施魚式。有心臟病、高血壓的人，要小心練習，覺得不適就放下身體做大休息調整呼吸，不要勉強。

牛面

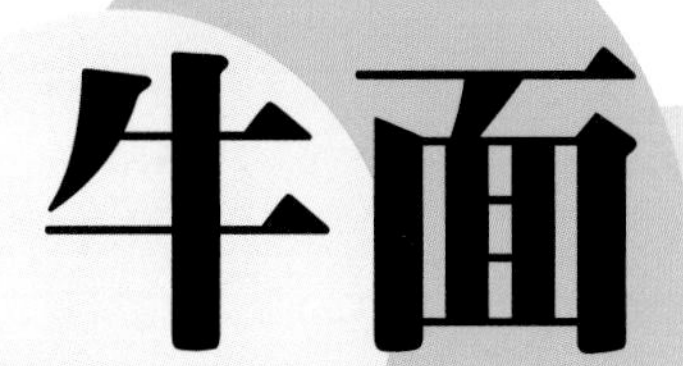

Gomukhasana

Go是梵文的乳牛，mukha是臉，牛面是一個專注身心內在調整的體位，練習牛面姿勢時，能使人感受到身體循環的集中，以及左右身體的協調與對稱，細細的調息沉靜在宇宙的瞬息。

功能：

（1） 擴胸並顯著的改善駝背。
（2） 柔韌手臂與下半身的關節，修飾手臂的線條。
（3） 穩定心緒，增加自信心。
（4） 調整臀腿的排列，開展髖關節的活動能力。
（5） 改善失眠。

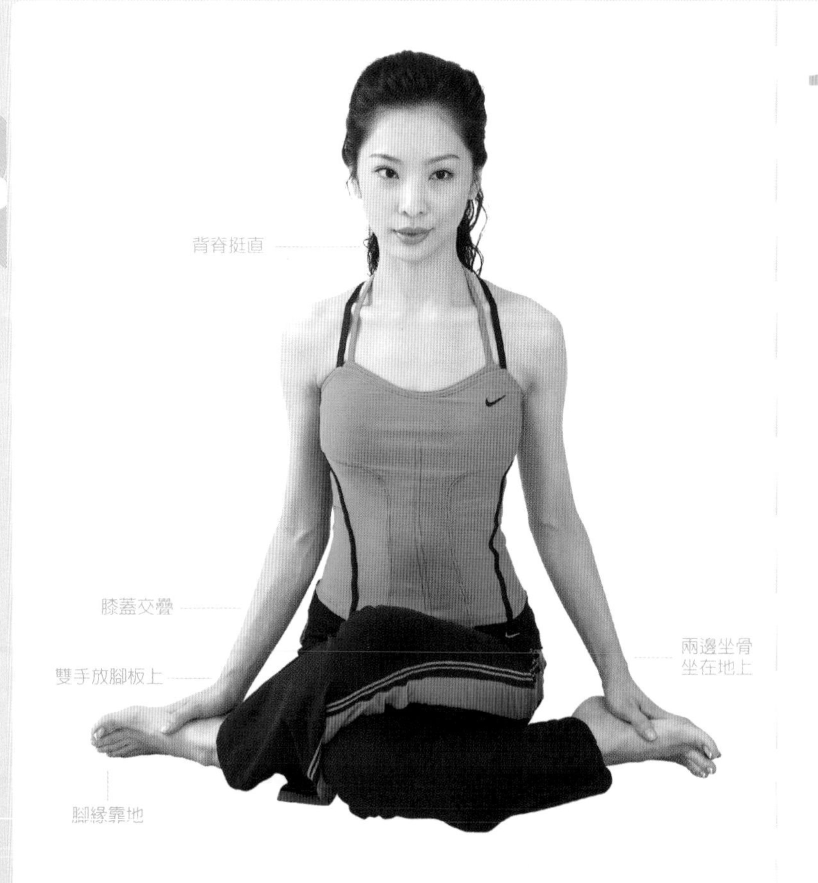

1 預備位置：兩腿交疊坐在地上，盡可能的將膝蓋重疊在一起，兩腳靠近臀部的外側放在地上，先將左腿疊在右腿的上方，雙手放在腳板上，臀部坐正，兩邊坐骨坐穩在地上，背脊挺直向上延展。保持上身左右對稱，不要聳肩，雙眼凝視前方，呼吸停留。

POINT：
若是不習慣或覺得臀腿緊張，膝蓋的位置可以分開點，重點在於兩邊坐骨要坐穩在地上，臀部坐正，背脊挺直向上延展，用呼吸放鬆下盤。

2

抬起右手，彎曲右手臂往背後下方延伸，手掌貼在上背部肩胛骨處，指尖朝下。左手臂由下往背後上方延伸，雙手扣握在一起。身體維持正直不歪斜，肩膀兩邊對稱放鬆，脊椎往上拉長不歪斜，注意兩邊的腰要一樣長，眼睛看向前方，呼吸停留約30秒。

POINT：
雙手握不到沒關係，碰到指尖也可，或拿一條小毛巾連接兩手，上身要保持正直不歪斜。

雙手在背後互扣

背脊挺直

膝蓋交疊

兩邊坐骨坐在地上

腳緣靠地

3

調整你的手，讓互扣的兩手在肩胛骨之間、脊椎線上。穩定好後可試著將上面的手及脊椎都向上延伸。

POINT：
試著將左手背再往上滑到肩胛骨中間，並握住右手指、手掌，甚至腕關節。

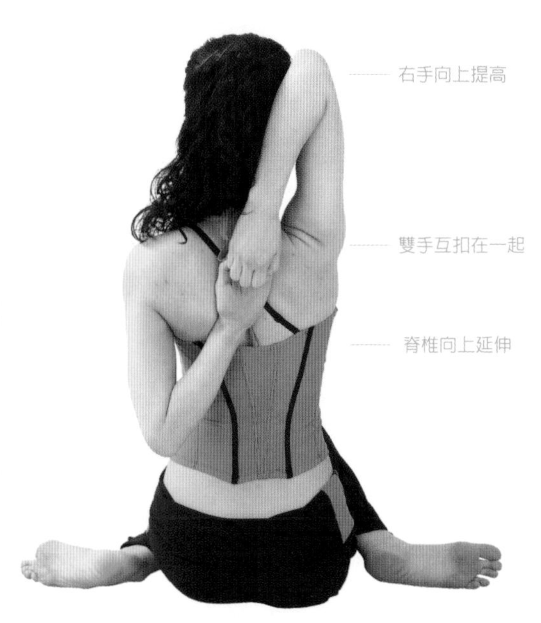

配合呼吸先放鬆雙手，再將雙腿放開，換邊再做。左右算一回，可做三到四回。

Blackie老師的叮嚀

牛面要確實停留在姿勢上呼吸，專注內在的調適與感受身體的舒展。不必在意手是否握在一起，頭、頸、肩的位置保持端正，尤其是上面的手臂易使頭頸壓向前或向旁歪斜，造成肩頸的緊張。手腳的位置是相反的，左腿在右腿的上方，右手在上左手在下，如此才能將身體伸展開來，保持平衡。

坐姿扭轉

Ardha Matsyendrasana

坐姿扭轉是一個簡單卻蘊含能量的體位法，每次練習都會覺得身體重新組合過，體線的排列，以及內在器官與精神都甦醒活絡起來。對於情緒的穩定也有很大的助益。

扭轉的動作分兩邊進行，要對稱的實施扭轉動作，達到身心的平衡與穩定。不要在乎扭轉的程度，而要感受延伸每一節脊椎。

功能：

（1） 調整身體左右肌群的平衡。
（2） 增加脊椎的活動範圍，減輕背部的疼痛與壓力。
（3） 確實的擠壓按摩腹部器官，促進腸子蠕動。
（4） 強化背部肌群。
（5） 緊實腹背，修飾臀腿的線條。

1

坐在地上，先彎曲右腿，膝蓋朝前的放在地上，再彎曲左腿跨過右腿，腳踩在右腿的外側，臀部坐正，兩邊坐骨坐穩在地上，背挺直，兩邊的腰要一樣長，雙手置於地上預備。

POINT：
脊椎向上延伸，坐骨要坐穩在地上，盡量讓左腳跟靠近臀部。

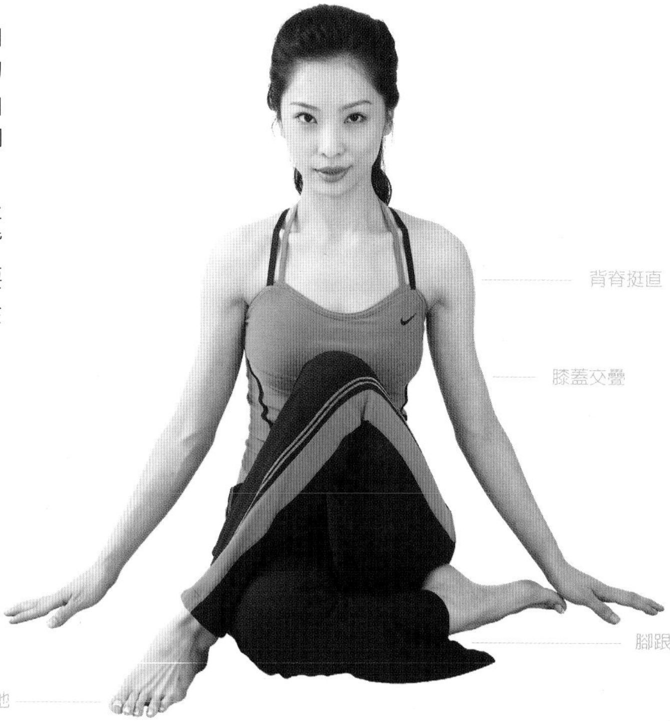

背脊挺直

膝蓋交疊

腳跟盡量靠近臀部

腳掌貼地

2

拉長脊椎，將右手環抱左大腿外側，左手放在後面地上，臀部不移動，將坐骨以上的脊柱和頭整個向左後方扭轉，左大腿內側靠近腹部，讓身體穩定的向後扭轉，肩頸放鬆不緊張，兩邊坐骨穩穩的坐在地上，身體不歪斜傾倒，骨盤不要隨著脊柱的扭轉而移位。專心調息，身體螺旋的向上延展。呼吸停留約30秒（約6個呼吸）。

POINT：
軀幹像擰毛巾一樣的扭轉，坐骨坐穩不移動，是脊椎扭轉，而不是骨盤的扭轉。腹部內收會讓扭轉更順利，每一次呼氣都可試著讓脊椎再往後扭轉一些。
眼睛看向左後方
脊椎向上延伸
腹部內收，左腿貼近腹部
坐骨坐穩在地上
左手放後面地上
腳掌貼地

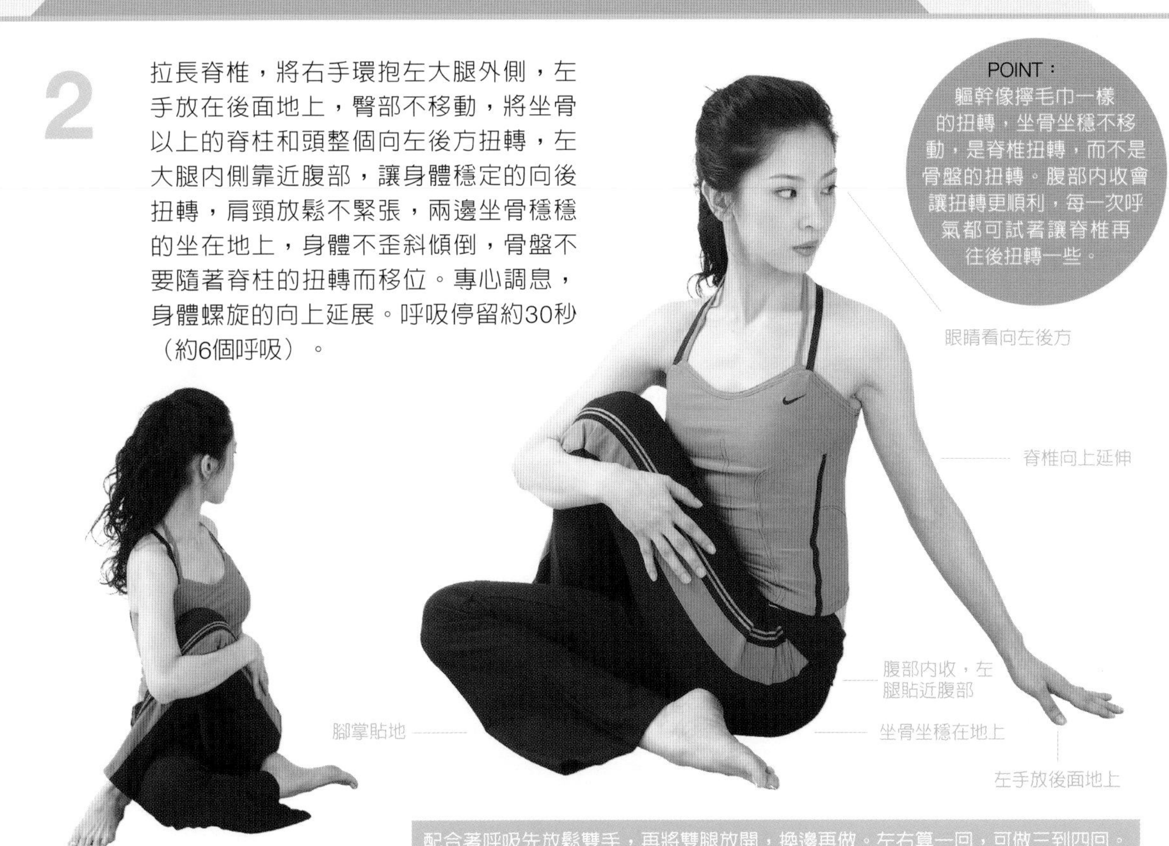

配合著呼吸先放鬆雙手，再將雙腿放開，換邊再做。左右算一回，可做三到四回。

3

若穩定性增強，肩膀的柔軟度可以的話，可試著將抱腿的手穿過膝蓋下的洞，與後面的手握在一起，加深扭轉的強度。

POINT：
手拉不在一起時也可以用小毛巾輔助，連結兩手。

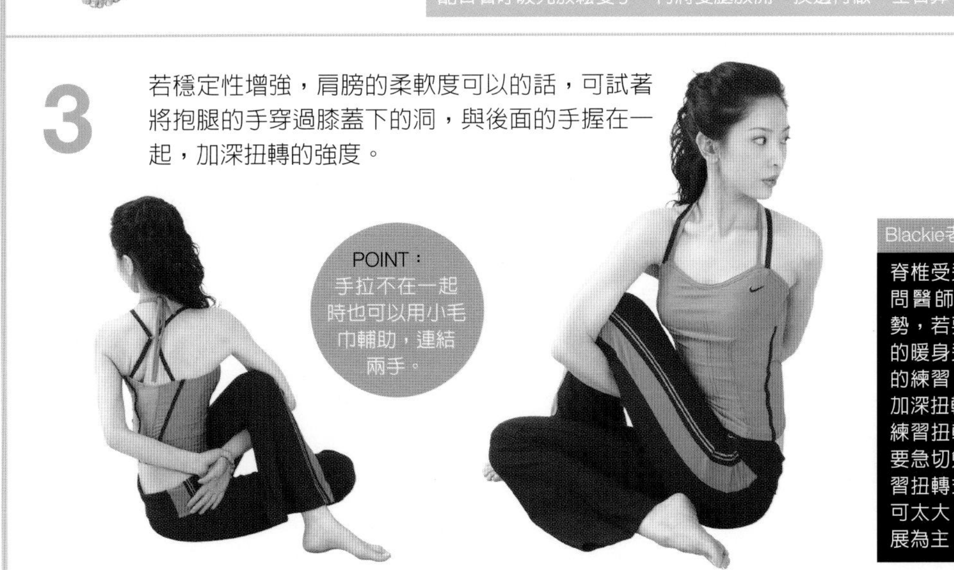

Blackie老師的叮嚀

脊椎受過傷的人，練習前需詢問醫師是否可練習扭轉的姿勢，若要練習扭轉式，需確實的暖身過後才可實施，要慢慢的練習，若覺得不適就不要再加深扭轉的角度。

練習扭轉是要緩和的進行，不要急切勉強。孕婦要小心的練習扭轉式，注意腹腔的壓力不可太大，以脊椎的螺旋向上延展為主，注意骨盤的端正。

躺姿扭轉

Jathara Parivartanasana

Jathara 是梵文的腹部，Parivrtta 是轉身，顧名思義這是個將腹部扭轉的姿勢。扭轉是一個蘊含能量的體位法，每次練習都會覺得身體重新組合過，身體線條正確的排列，使整個身心都甦醒活絡起來。

功能：

（1）調整身體左右肌群的平衡。
（2）增加脊椎的活動範圍，減輕背部的疼痛與壓力。
（3）確實的擠壓按摩腹部器官，促進腸子蠕動。
（4）強化背部肌群。
（5）緊實腹背，修飾臀腿的線條。

1 躺在地上預備，手臂打開，伸直放在地上，與肩膀同高，手掌向下，雙腿伸直抬起，併腿向天花板的方向伸長，放鬆肩頸，上背確實得放好在地上，下巴放鬆不要抬高。

肩膀放鬆擺在地上
收下巴
背脊挺直
POINT：
脊椎拉長的放在地上，放鬆肩頸收好下巴。
手掌貼地

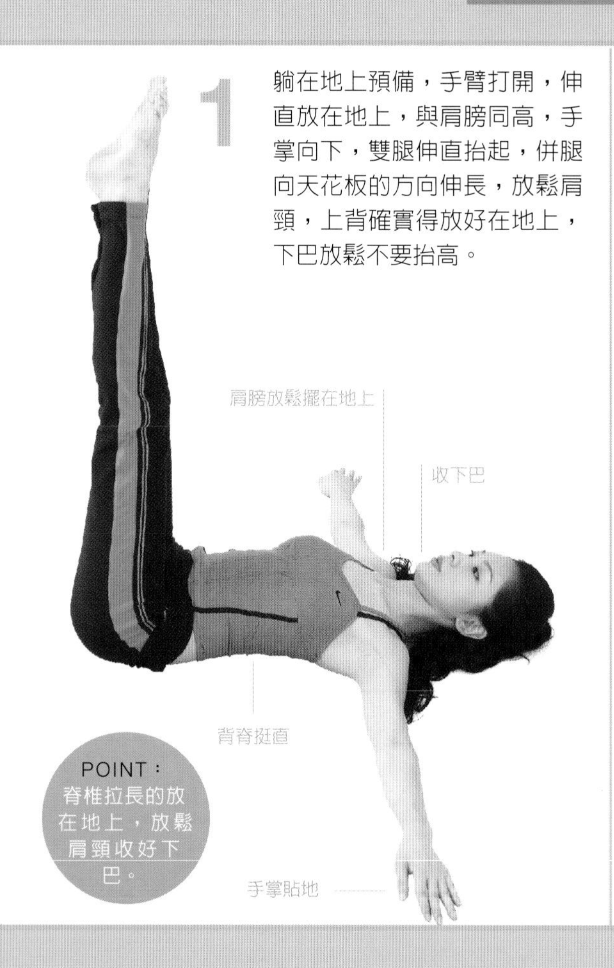

2 腳併攏不分開，將雙腳緩緩的倒向左手掌的位置，用左手扶住右腿的外側穩定身體，兩個肩膀需放鬆的擺在地上，軀幹要對稱（兩側的腰要一樣長）。

POINT：
上背放好，肩膀不可離地。

手掌貼地
背脊挺直
雙肩放在地上

3

吐氣，將頭轉向右邊眼睛看向右手，下巴放輕鬆，不要緊張抬高。兩邊肩膀要平貼地板，尤其右肩不可翻起，打開胸口放鬆身體，專注地將身體的重量交給地板，像擰毛巾似的扭轉脊椎與腹腔，呼吸停留的時間可長一點。

右邊肩膀要貼在地上，不可翻起
下巴放鬆
眼睛看向右手
左手扶住右腿
雙腿併攏不分開

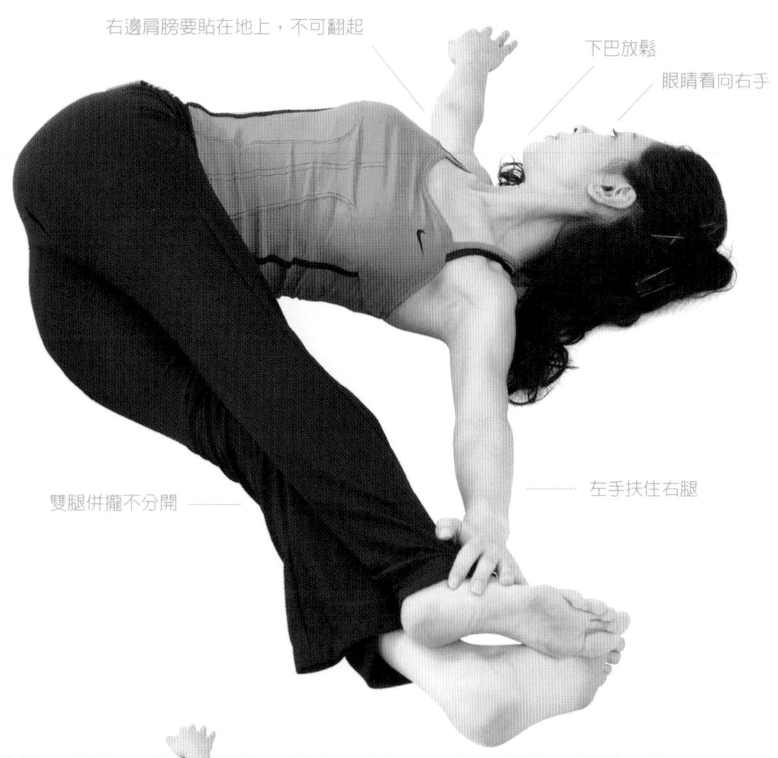

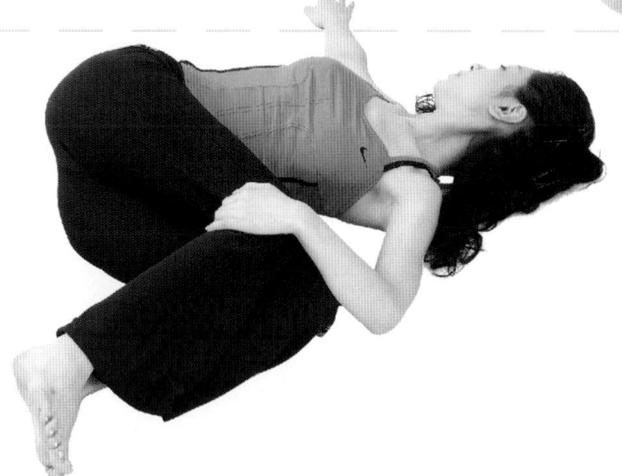

替代 若是覺得肩、頸、背緊張不舒服，可彎曲膝蓋來練習躺姿扭轉，記得大腿要靠近身體，上背才會放鬆。

屈膝回到中間，抱腿，以用半身休息式（P.113）回復調息。換邊再練習，左右算一回可練習三到四回。

Blackie老師的叮嚀

躺姿扭轉可以運用地板調整身體的排列，並確實將身體交給地板放鬆延展的姿勢。
脊椎受過傷的人，練習前需詢問醫師是否可練習扭轉的姿勢，若要練習扭轉式，需確實的暖身過後才可實施，要慢慢的練習，若覺得不適就不要再加深扭轉的角度。

大休息 *Savasana*

Sava是梵文的屍體，所以這個體位法傳統多稱為攤屍式。這是瑜珈體位法最基礎也是最終的放鬆姿勢，不是睡覺，是保持心智穩定與集中的狀態下調息，若是睡著也沒關係，表示身心的真正放鬆。

可在體位法練習前實施，集中心智調整呼吸，專心的練習體位法。每個式子的中間亦可用大休息來調整身體與呼吸，再進行下一個體位法。體位法練習完後，用大休息收功，平衡與舒緩身體的壓力。

功能：

（1） 平衡體位法練習時身體所產生的能量。

（2） 紓解身心的壓力，穩定心緒。

（3） 恢復精神，提神醒腦。

1 仰躺在地上，兩腿微微的分開，因為雙腿放鬆所以腳尖向外開。

2 手肘略彎，掌心朝上，放鬆手指、手臂和肩膀，胳臂窩與軀幹的角度大約45度。

3 下巴內收一點，放鬆肩、頸、頭，感覺頸後放鬆拉長。

4 輕輕閉上雙眼，專注在呼吸的調整，身體正直不歪斜。

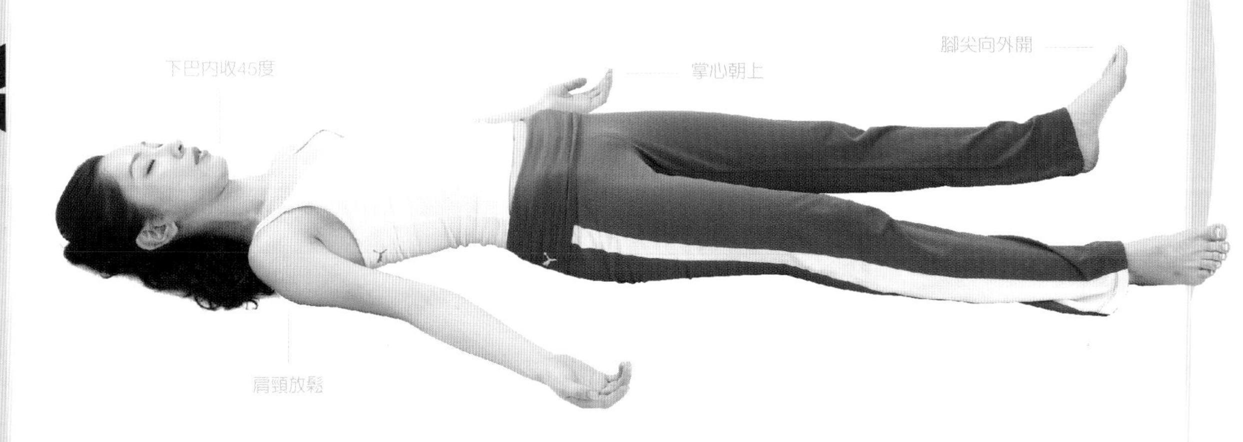

呼吸輕細、順暢、自然而不刻意，不要想要吸很多氣，或是呼吸的速度很慢，保持順暢與平均。就像大自然的循環一樣綿延不斷。

一閉上眼睛就從身體裡面審視身體各部份，以脊椎為中心線，感覺身體左右兩邊放到地上的重量與面積是一樣的，若身體有哪個地方覺得緊張或不舒服，用呼吸去放鬆調整。想像身體的背面向四面八方放鬆延展，就像宣紙滴下顏料一樣的拓染開來。

可以從腳到頭逐步的將身體放鬆，身體像融化的冰淇淋滲透到地板下面，放鬆身體將身體的重量與壓力交給地板；全身的肌肉像掛在骨頭上向下垂吊，將身體的壓力釋放掉。

專心的調息，不要去想其他的雜事，有任何的念頭就讓它經過不要鑽研，仔細聆聽身體的聲音，享受寧靜。

大休息可停留2分鐘以上，時間並沒有限制。

半身休息 *Apanasana*

半身休息又稱抱膝式，可做為後仰動作後的反向伸展與調息的休息動作。

功能：
（1）配合呼吸停留，可按摩腹腔內的器官，強化消化系統的循環與代謝。
（2） 伸展脊椎，尤其是下背部。
（3） 放鬆下肢的緊張與壓力。

1 仰躺在地上，注意身體脊椎正直。

2 用雙手將腿抱近身體，保持脊椎延展平穩的放在地上；不要抬下巴，放鬆頭、頸、肩膀，感覺背部肌群的拉撐伸展。呼吸停留，約30秒後放鬆手臂，將雙手和雙腿放回地上。可再將腿抱近身體，重複幾次，伸展下背部，擠壓內臟促進消化系統的強化。

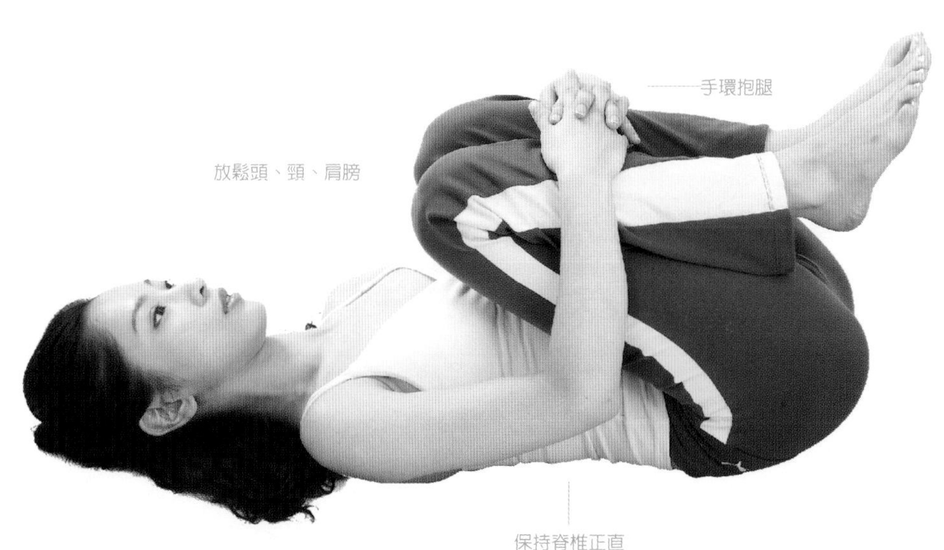

Blackie老師的叮嚀

早上睡醒可先做半身休息再起床，可使身體舒適，精神愉悅。
懷孕的人請將雙腿分開，可減輕腰背的緊張，活動髖部。專注呼吸與背部的延展，小心肩膀不要聳起，致使肩、頸緊張。

兒童式
Balasana

Bala是梵文的孩子，這個體位透過模擬胎兒在母親子宮裡的姿勢，放鬆與安撫身體與大腦，給予全身甦活的新鮮力量，再接受其他體位法的鍛練。兒童式常被用在後仰動作後的反向伸展與調息的休息動作。

功能：

（1）配合呼吸停留，可按摩腹腔內的器官，強化消化系統的循環與代謝。
（2）伸展脊椎，尤其是下背部與後頸。
（3）放鬆下肢的緊張與壓力。

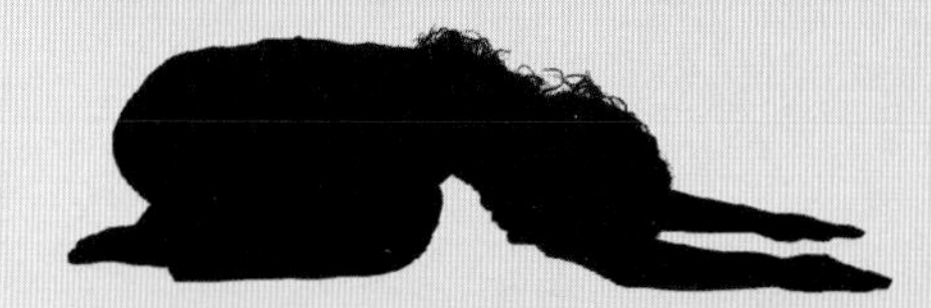

1 仰臥預備，雙腿併攏伸直，手肘撐地。

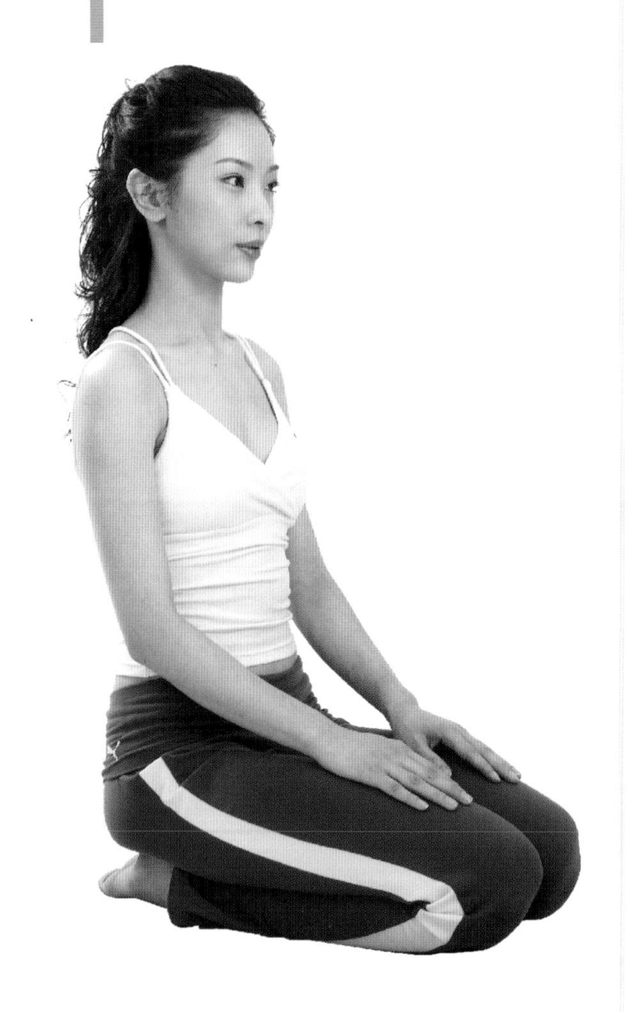

2 前彎，手臂放鬆的放在身體兩側的地上，手掌心朝上，雙手靠近雙腳，額頭輕置於地面，肩膀放鬆。軀幹靠在大腿上，放鬆脊椎。保持呼吸順暢，臀部坐在腳跟上。

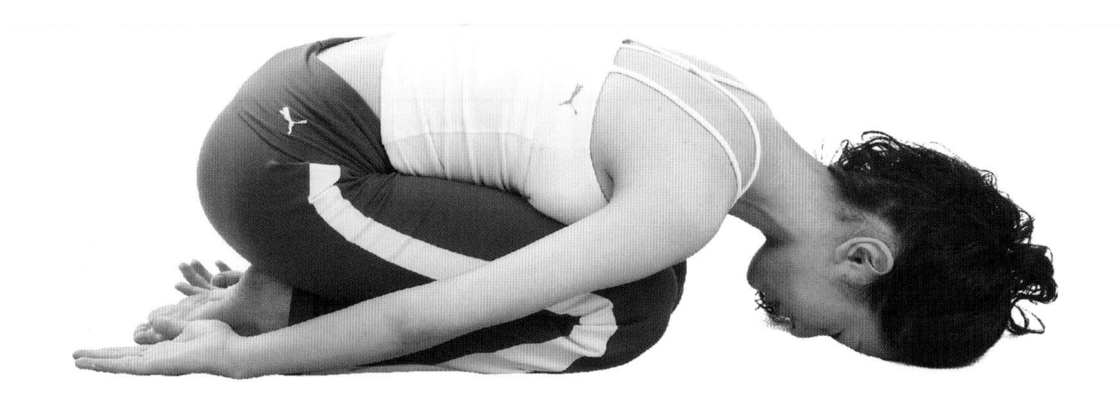

Blackie老師的叮嚀

有高血壓、心臟病、青光眼的人，因兒童式頭低於心臟會造成循環的壓力與眼壓，所以不推薦做此姿勢；可將頭部墊高再作。孕婦可將雙腿分開實施。
下肢受傷（膝蓋、腳踝、下背、靜脈曲張等）的人請不要實施兒童式，可用大休息與半身休息來替代。
專注在呼吸的順暢，放鬆整個脊椎，尤其是腰背部，可使脊椎周邊的神經系統安定，並有效的按摩內臟促進身體的循環代謝。

3 將雙手朝前，輕鬆放在身體前方的地面，手掌朝下，保持臀部坐在腳跟上，保持呼吸的順暢，放鬆整個脊椎。

軀幹靠在大腿上

臀部坐腳跟上

手輕鬆貼地

額頭輕貼地

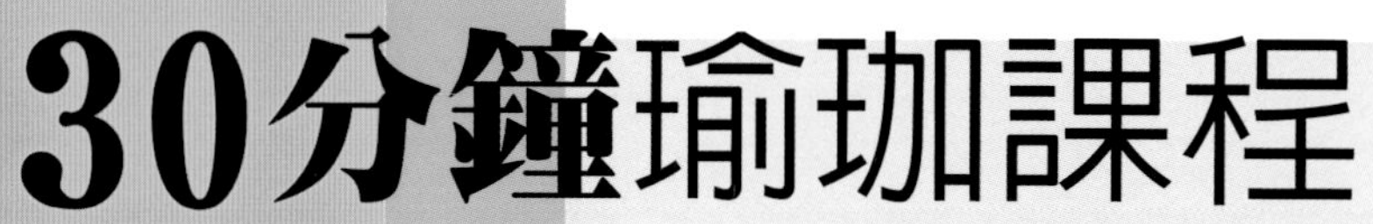

30分鐘瑜珈課程

三十分鐘的體位法練習，主要是將身體舒暢的活動；動作不必太難，以達到身心和緩的舒展為目的。

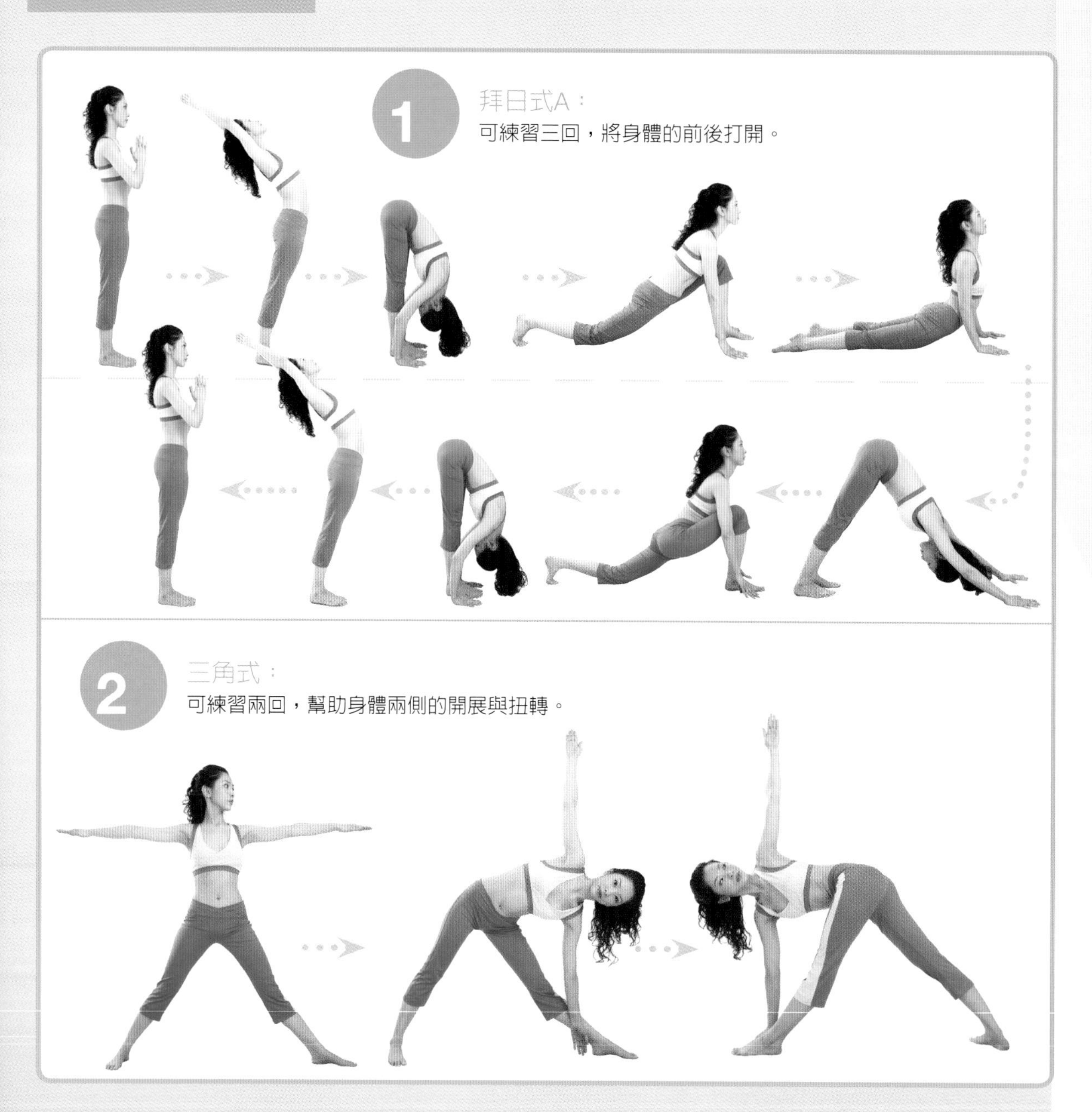

1 拜日式A：

可練習三回，將身體的前後打開。

2 三角式：

可練習兩回，幫助身體兩側的開展與扭轉。

3

貓式：

每個姿勢停留30秒，順暢的連貫在一起，讓脊椎細密的活動與調整，感受呼吸與姿勢帶給身體的影響。

4

棒式（正）：

練習三回，強化身體的支撐力與穩定性。

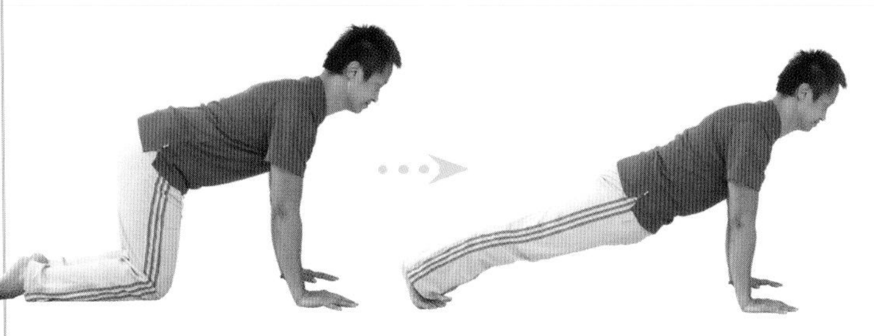

5

坐姿扭轉：

練習一回，紓解身體的緊張與壓力。

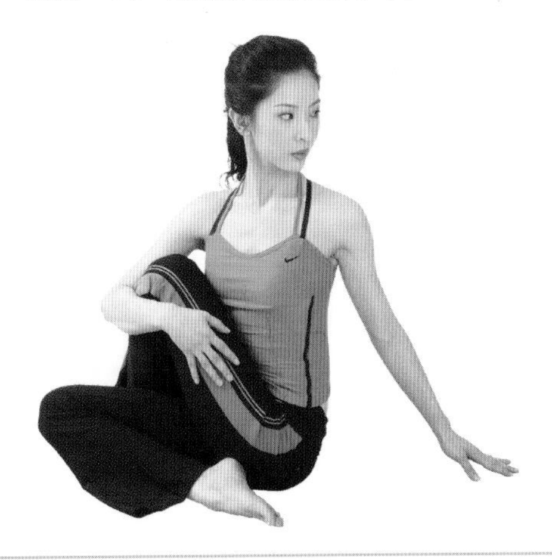

6

大休息：

約2~5分鐘，集中意識調整呼吸，放鬆身體。

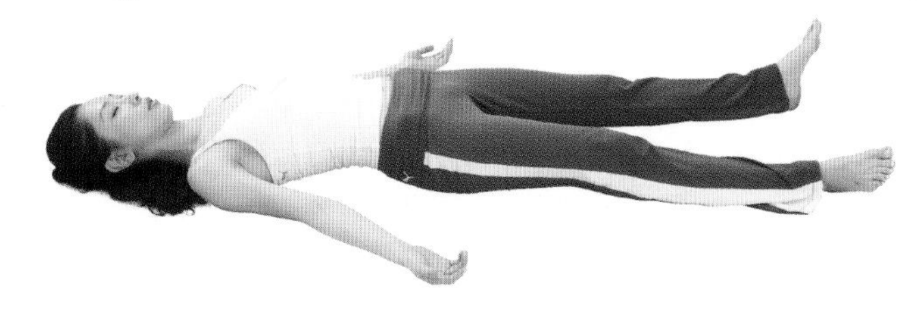

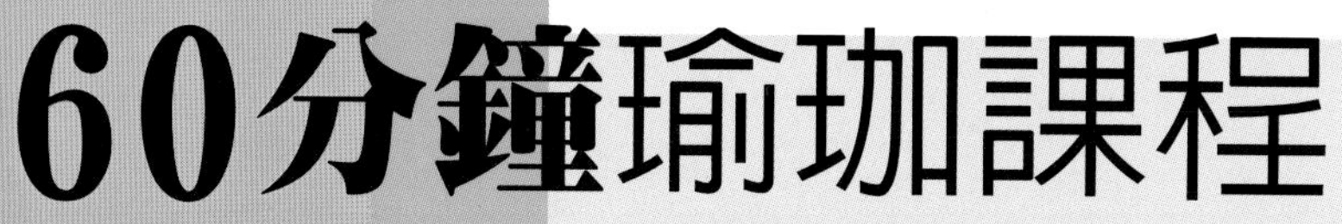

可完整鍛練身體，強化身心的穩定與力量，並提昇柔軟度。可依照同類型的體位法做替換，增加訓練的效果。

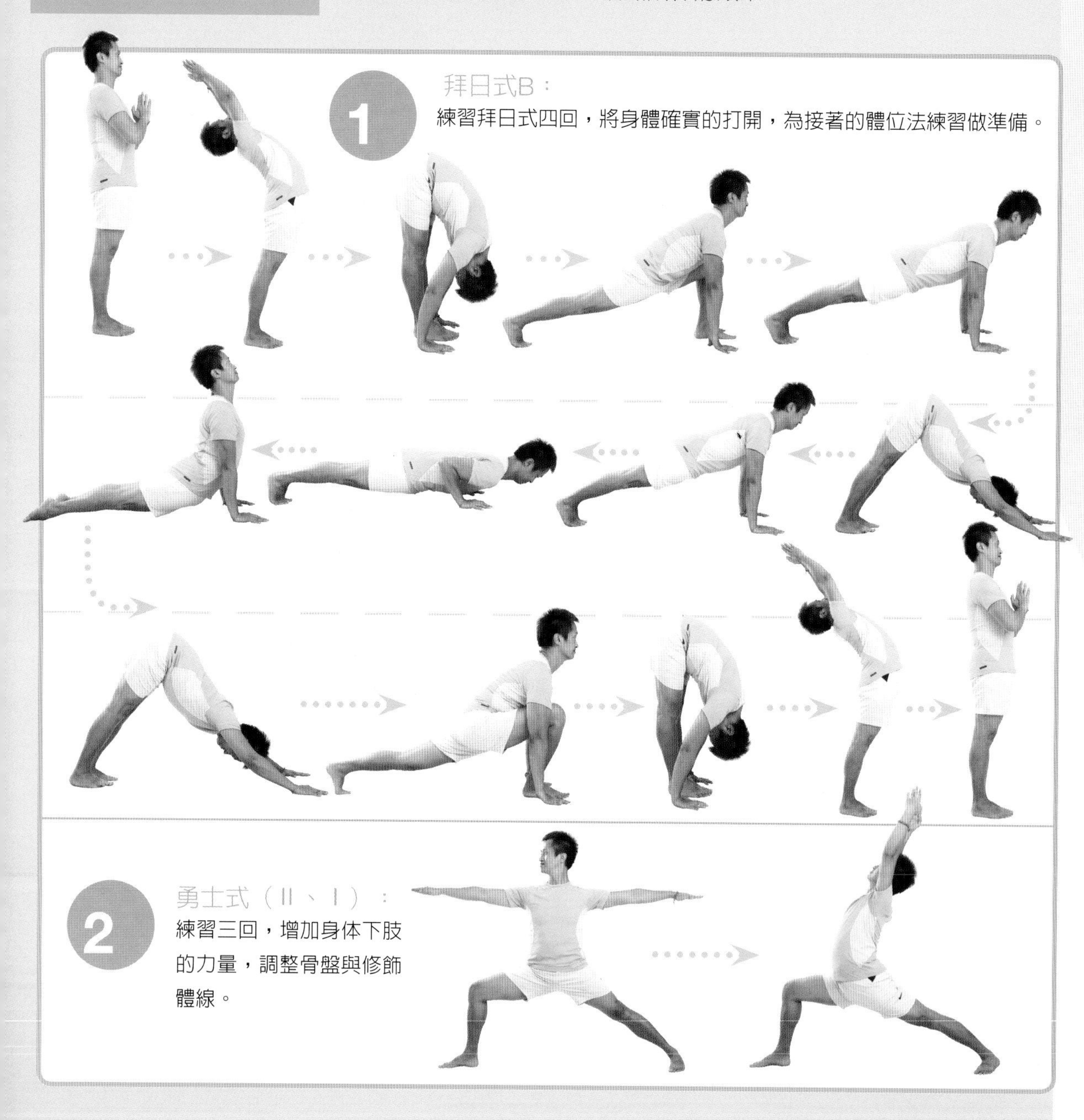

1 拜日式B：

練習拜日式四回，將身體確實的打開，為接著的體位法練習做準備。

2 勇士式（II、I）：

練習三回，增加身体下肢的力量，調整骨盤與修飾體線。

3 站姿金字塔：

停留30秒以上，放鬆身體後面，伸展腿部後側與臀部，平衡身體的兩側。

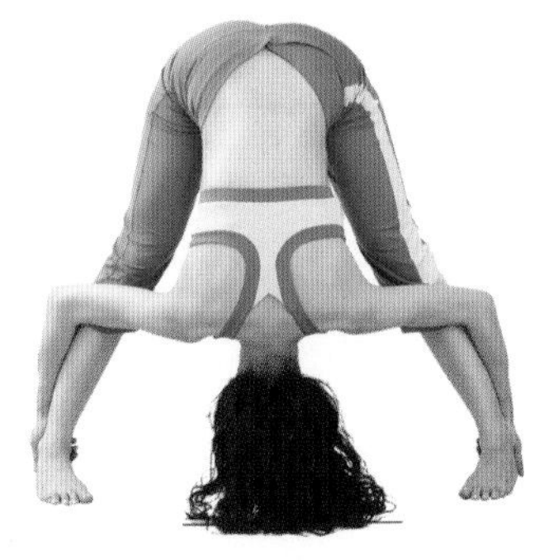

4 一種單腳平衡的體位法：

（樹式、鷹式、單腳弓式）：兩邊均衡實施2~3回。

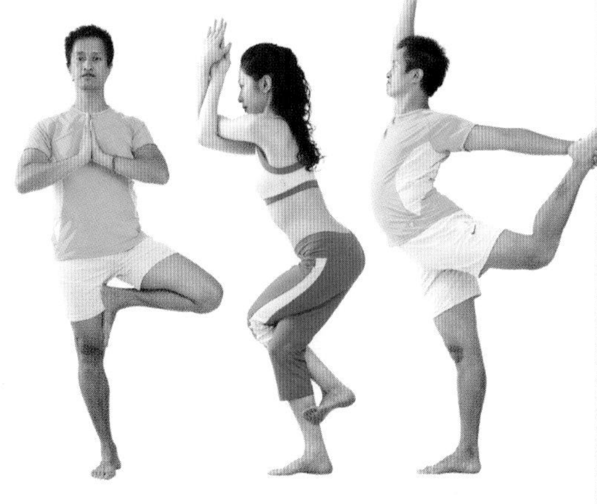

5 牛面：

做兩回，伸展髖關節與臀部，開展並修飾手臂與肩膀的線條。

6 橋式或輪式：

練習三回，每次停留約30秒。

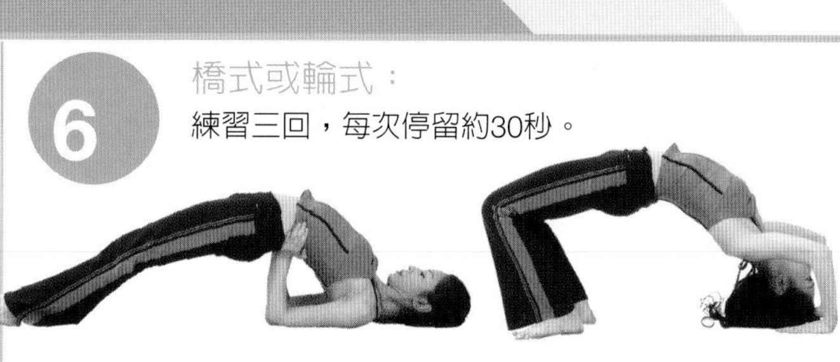

7 鋤式與肩立式：

從鋤式（約3~5分鐘）到肩立式（2分鐘），放鬆肩頸與脊椎。

8 魚式：

停留約30秒~1分鐘。

9 躺姿扭轉：

兩邊各停留1~2分鐘，調整身體的兩側，使其對稱、平衡與放鬆。

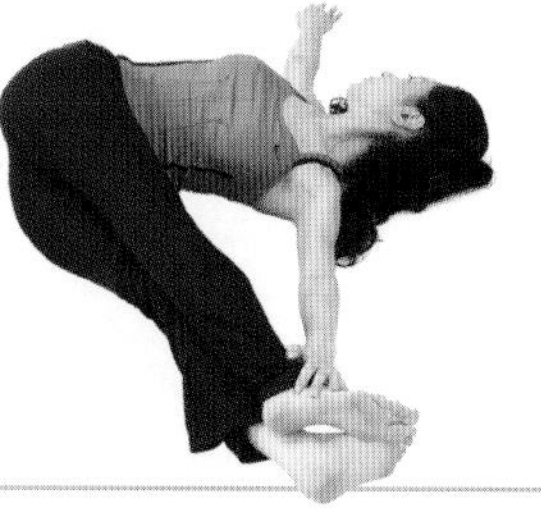

10 大休息：

約2~5分鐘，集中意識調整呼吸，放鬆身體。

女生瑜珈

主要針對女性的生理與身體構造而推薦的式子，要先暖身、調息與拜日式後實施，可搭配其他的式子練習（如站姿與手支撐的體位法），每個體位法間需調息與伸展。

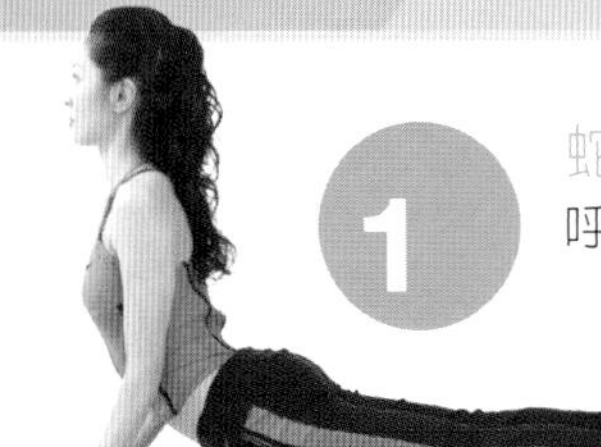

1 蛇式：

呼吸停留約30秒，練習三回。擴胸與脊椎的後仰，並修飾腰背的線條。

2 貓背：

可舒展肩、頸、脊椎的壓力，將腹腔的器官提起。可停在每個姿勢30秒，連貫在一起練習。

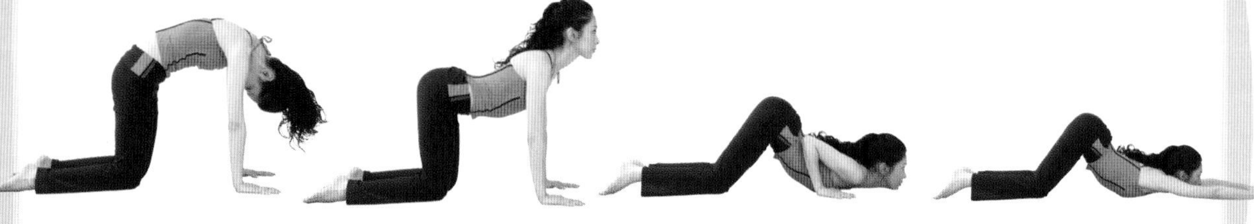

3 坐姿扭轉：

練習三回，呼吸停留約30秒。

輪式：

做三回，每回停留30秒。

兔式：

脊椎前彎的伸展。呼吸停留約30秒，練習三回。

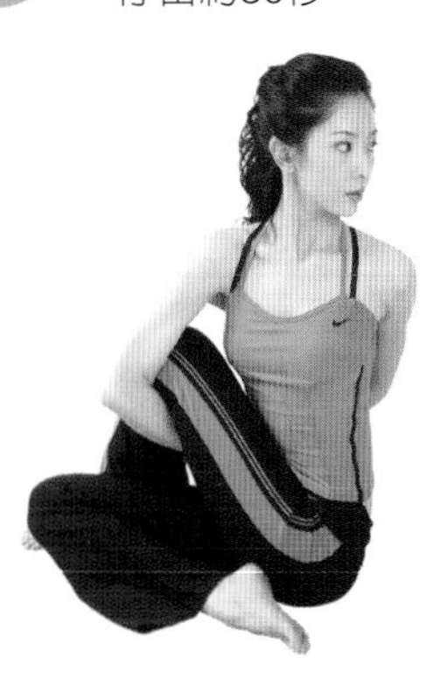

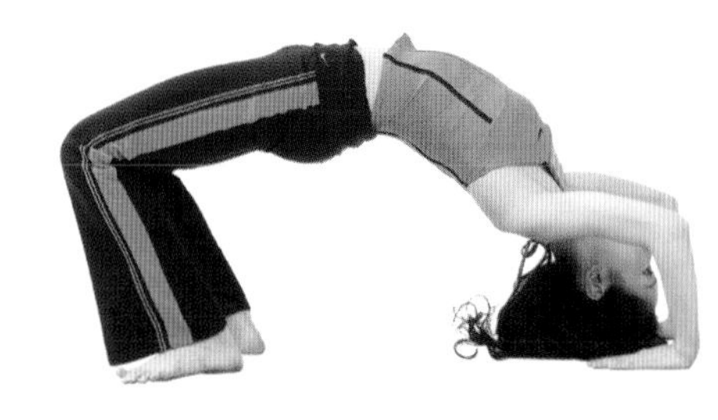

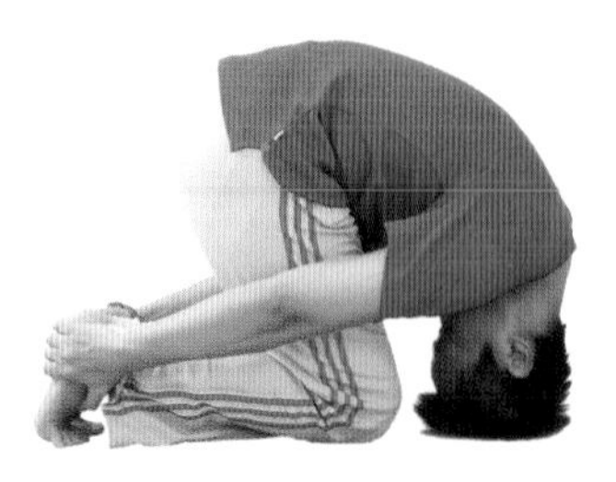

記得要做扭轉與大休息，才練習完畢。

男生瑜珈

男性身體的構造與女性不同，肌肉強壯所以伸展與放鬆的式子較有益於男性。一樣要暖身、調息與拜日式後實施，搭配其他的式子練習（如站姿與手支撐的體位法），每個體位法中間需調息與休息。

1

牛面：

伸展骨盤周圍的肌肉，修飾身體線條。呼吸停留約30秒，練習三回。

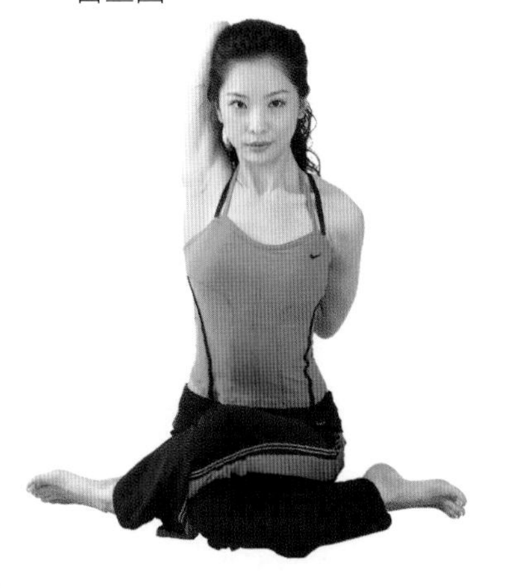

2

弓式：

增加背部的力量，擴胸與打開肩膀前側。呼吸停留約30秒，練習三回。

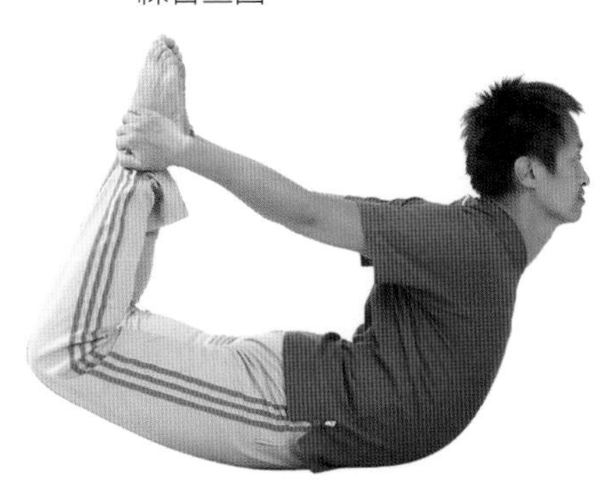

3

蝗蟲式：

強化下背部與腹部的力量，增加身體的穩定性。呼吸停留約30秒，共三回。

4

肩立式：

強化腹腔器官的活動，放鬆肩、頸與背。停留約兩分鐘，與魚式搭配練習更好，可做三回。

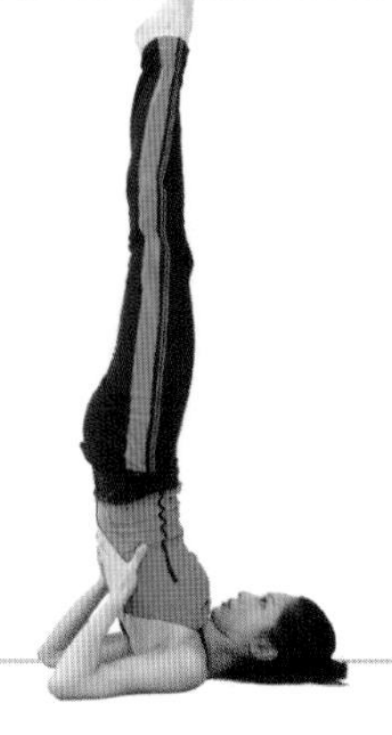

5

魚式：

擴胸並有助睡眠品質。呼吸停留約30秒，練習三回。亦可先做肩立式再接著是魚式，這樣算一回，一樣三回的練習，串在一起做效果更好。

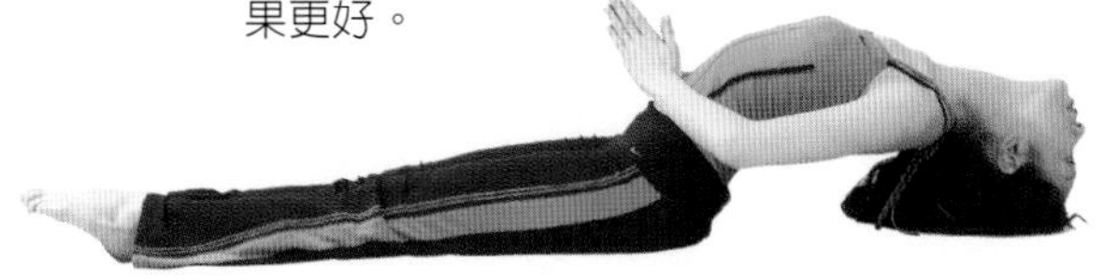

最後再加上扭轉與大休息，就是一個完整的體位法練習。

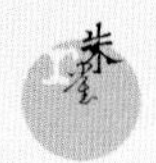

【FREE 定點優游台灣系列】

FREE001 貓空喫茶趣──優游茶館?探訪美景 黃麗如著 定價149元
FREE002 海岸海鮮之旅──呷海味?遊海濱 李 旻著 定價199元
FREE004 情侶溫泉──40家浪漫情人池&精緻湯屋 林慧美著 定價148元
FREE005 夜店 劉文雯等著 定價149元
FREE006 懷舊 劉文雯等著 定價149元
FREE007 情定MOTEL 劉文雯等著 定價149元
FREE008 戀人餐廳 劉文雯等著 定價149元
FREE009 大台北·森林·步道──台北郊山熱門踏青路線 黃育智著 定價220元
FREE010 大台北·山水·蒐密──尋找台北近郊桃花源 黃育智著 定價220元

北市基隆路二段13-1號3樓
http://redbook.com.tw
TEL:02-2345-3868
FAX:02-2345-3828

【PLANT 花葉集系列】

PLANT001 懶人植物──每天1分鐘，紅花綠葉一點通 唐 芩著 定價280元
PLANT002 吉祥植物──選對花木開創人生好運到 唐 芩著 定價280元
PLANT003 超好種室內植物──簡單隨手種，創造室內好風景 唐 芩著 定價280元
PLANT004 我的香草花園──中西香氛植物精選 唐 芩著 定價280元
PLANT005 我的有機菜園──自己種菜自己吃 唐 芩著 定價280元
PLANT006 和孩子一起種可愛植物──打造我家的迷你花園 唐 芩著 定價280元

【Hands 我的手作生活系列】

Hands001 我的手作生活──來點創意，快樂過優雅生活 黃愷縈著 定價280元
Hands002 自然風木工DIY──輕鬆打造藝術家小窩 王宏亨著 定價320元
Hands003 一天就學會鉤針──飾品&圍巾&帽子&手袋&小物 王郁婷著 定價250元
Hands004 最簡單的家庭木工──9個木工達人教你自製家具 地球丸編輯部著 定價280元
Hands005 我的第一本裁縫書──1天就能完成的生活服飾·雜貨 真野章子著 覃嘉惠譯 定價280元
Hands006 1天就學會縫包包──超詳細手作教學和版型 楊孟欣著 定價280元
Hands007 這麼可愛，不可以！── 用創意賺錢，5001隻海蒂小兔發達之路 海蒂著 定價280元

【MAGIC 魔法書系列】

MAGIC001 小朋友髮型魔法書 高美燕著 定價280元
MAGIC002 漂亮美眉髮型魔法書 高美燕著 定價250元
MAGIC003 化妝初體驗 藤野花著 定價250元
MAGIC004 6分鐘泡澡瘦一身──70個配方，讓你更瘦、更健康美麗 楊錦華著 定價280元
MAGIC006 我就是要你瘦──326公斤的真實減重故事 孫崇發著 定價199元
MAGIC007 精油魔法初體驗──我的第一瓶精油 李淳廉編著 定價230元
MAGIC008 花小錢做個自然美人──天然面膜、護髮護膚、泡湯自己來 孫玉銘著 定價199元
MAGIC009 精油瘦身美顏魔法 李淳廉著 定價230元
MAGIC010 精油全家健康魔法──我的芳香家庭護照 李淳廉著 定價230元
MAGIC011 小布花園 LOVE!BLYTHE 黃愷縈著 定價450元
MAGIC012 開店省錢裝修王──成功打造你的賺錢小舖 唐 芩著 定價350元
MAGIC013 費莉莉的串珠魔法書──半寶石·璀璨·新奢華 費莉莉著 定價380元
MAGIC014 一個人輕鬆完成的33件禮物──點心·雜貨·包裝DIY 金一鳴、黃愷縈著 定價280元
MAGIC015 第一次開張我的部落格 蕭敦耀著 特價169元
MAGIC016 開店裝修省錢&賺錢123招──成功打造金店面，老闆必修學分 唐 芩著 定價350元
MACIC017 新手養狗實用小百科──勝犬調教成功法則 蕭敦耀著 特價199元

【MY BABY 親親寶貝系列】

MY BABY001 媽媽的第一本寶寶書──0-4歲育兒寶典 金永勳等著 王俊譯 定價580元
MY BABY002 懷孕·生產·育兒大百科──準媽媽必備，最安心的全紀錄 高在煥等著 王俊譯 定價680元
MY BABY003 第一次餵母乳──黃資裡·陶禮君著 定價320元

magic 018

現在開始學瑜珈

青 春 ， 停 駐 在 開 始 學 瑜 珈 的 那 一 天

作者 湯永緒Blackie

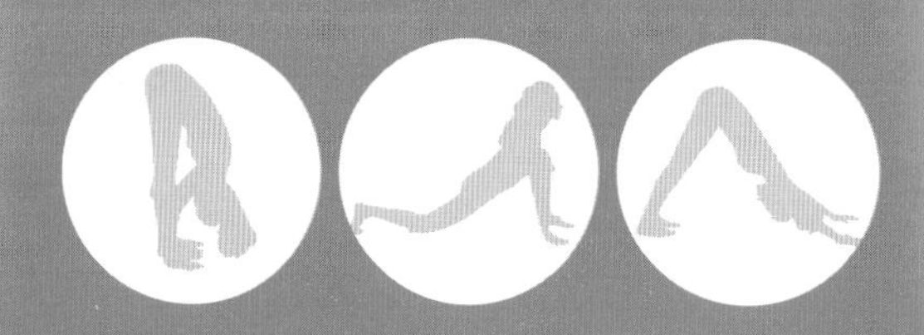

動作示範　湯永緒、呂忻遙
攝　　影　張緯宇
文字編輯　賽璐璐
校　　對　簡嫚萱
美術編輯　許淑君、鄭雅惠
企畫統籌　李橘
發 行 人　莫少閒
出 版 者　朱雀文化事業有限公司

地　　址　北市基隆路二段13-1號3樓
電　　話　（02）2345-3868
傳　　真　（02）2345-3828
劃撥帳號　19234566 朱雀文化事業有限公司
e-mail　redbook@ms26.hinet.net
網　　址　http://redbook.com.tw

總 經 銷　展智文化事業股份有限公司

ISBN　978-986-6780-00-4
初版一刷　2007.06

定　　價　280元
出版登記　北市業字第1403號

國家圖書館出版品預行編目

現在開始學瑜珈----青春，停駐在開始學瑜珈的那一天
湯永緒Blackie著.----初版----
台北市：朱雀文化，2007〔民96〕
面：公分.----（MAGIC 018）
ISBN 978-986-6780-00-4（平裝）

1.瑜珈
411.7　　96009234

Beginer

Yoga

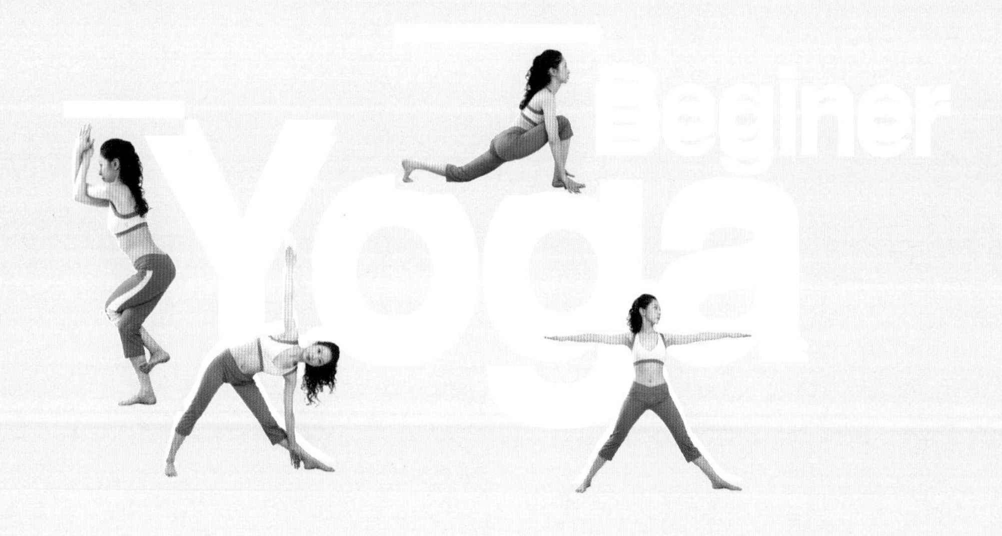
Beginer
Yoga